任之堂医道传习录
中医随笔

余 浩 著

天津出版传媒集团
天津科学技术出版社

图书在版编目(CIP)数据

中医随笔/余浩著.——天津:天津科学技术出版社,2020.1
(任之堂医道传习录)

ISBN 978-7-5576-7339-0

Ⅰ.①中… Ⅱ.①余… Ⅲ.①中医学-文集 Ⅳ.①R22-53

中国版本图书馆 CIP 数据核字(2019)第 285416 号

任之堂医道传习录中医随笔
RENZHITANG YIDAO CHUANXILU ZHONGYISUIBI

责任编辑:梁 旭 吴 頔
责任印制:兰 毅

出 版: 天津出版传媒集团
天津科学技术出版社

地 址:天津市西康路 35 号
邮 编:300051
电 话:(022)23332393(发行科)23332369(编辑部)
网 址:www.tjkjcbs.com.cn
发 行:新华书店经销
印 刷: 天津兴湘印务有限公司

开本 710×1000 1/16 印张 16.5 字数 110 000
2020 年 1 月第 1 版第 1 次印刷
定价:65.00 元

自 序

灵感的火花来临时，是星星点点，而不是熊熊烈火，我们常常期望熊熊烈火，而忽略了星星之火是前提。

将生活之中的感悟捡拾起来，收集到你的宝盒之中，慢慢地，这些点点珍珠，就可以串成一条珍珠项链，星星之火可以点燃你的梦想，照亮你前进的道路。

随时记录思想的火花，已成为我日常生活的一部分。慢慢地，我能将比较复杂的事情逐步分解，各个击破；慢慢地，自己的思想也越来越成熟，和大家分享话题时，随便一个话题，都可以谈出自己独特的见解，这得益于平时的积累、灵感的收集。

中医与生活密切相关，中医如浩瀚的大海，博大宽广，生活之中时时处处都可以与我们的思想发生碰撞，产生火花。

随笔之“随”，正如同老友聊天之随性。

本书记录了任之堂师生、患者、朋友茶余饭后的点滴，虽然琐碎，但其间透射出大家的思想和精神世界，包含了十分可贵的东西。

每一个灵魂，都是无比珍贵！

每一种思想，都在倾情上演！

任之堂主人　余浩

2019 年 11 月 6 日书于隐竹斋

目 录

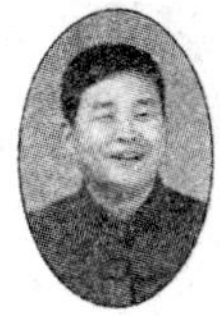

随笔:任之堂养心山庄宗旨

今天余师与信元道长聊起吃素的事。

道长:自从来任之堂学习,饮食多茹素,这次回家过年,有个感触,也不只是我,我们在座的学生都有这样的感觉,就是回乡过年大鱼大肉后,你会特别想念白菜豆腐。再回到任之堂,恢复之前的学习生活规律,觉得身体特别舒服。以前贪口腹之欲,过了一段清素的生活,机体进行一段时间调整后,才发现最适合自己的生活是什么样子,什么样的饮食有益养生。

(在座的学生纷纷点头)

余师:我们都说肉香,其实肉是需要大量的调味来压住那股尸臭味。肉本身的味道是腥臭的,我相信没有几个人喜欢生肉味道。

道长:现在基本不沾荤腥。

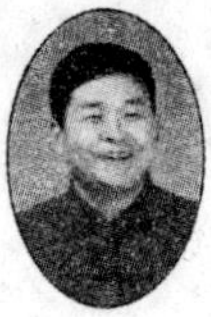

余师：这也是我们平时应诊经常和病人说的，也是我们养心山庄接待人们调养身体必须要坚持的一点——吃素！我们规划的在养心山庄住着的人们的生活是这样的，每天早上随着太阳初升而起床，一起练养生功法，然后是早饭，饭后到周围山上爬山散步、砍柴、种地，回来后自己烧柴煮水泡茶。午饭后打坐调息养心。晚饭看些国学讲座视频，九点就睡觉。这样应天时而作，天人合一，无为而治，无为而养，看着好像没做什么治疗，而身体休养生息得到很好的养护，这样自然地养身、养心，才是我们养心山庄的宗旨。

灵素：大概许多人都没有日出而作、日落而息的生活了，甚至晚上九点睡觉也非常罕见。在都市生活中，九点似乎是夜生活的开始，而不是一天的结束。

余师：晚上人就应该回家休息，这时还在外面游荡的人，那是“混”。

灵素：且在养心山庄里，每天可以伴着鸟叫声起床——这样一想，也是很奢侈的事。

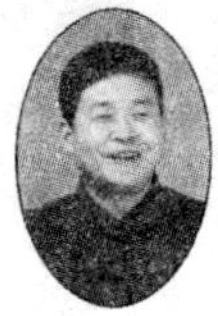

余师：人群集中的城市里，或是网络信息密集的地方，大家都被单一和偏执的价值观所左右，许多人都是为了别人而活着，为了别人的价值观活着。所以返璞归真，返回内心最纯洁的深处，才是我们养心调身的所在。

灵素：是的，不要因为走得太远，而忘记为什么出发。

随笔:关于饮酒的随感

酒对人体有哪些影响?我来谈几点个人感悟。

第一,为什么喝酒伤肝?

酒味为辛,辛味属金,归于肺。

饮酒过度,肺金太过,肝木被肺金所克太过,则伤肝。

所以酒精肝的病人,治疗时需要从肺入手,而不是单纯从肝入手!

第二,酒也分阴阳。

凡是蒸馏出来的酒,不论度数高低,因其为阳性物质凝聚,所以归属阳性。以白酒为代表,其性温,味辛,入肺,具有发散之性。

凡是发酵后直接饮用的酒,阴性物质含量高,所以归属阴性。以黄酒为代表,其性黏腻,性温,偏滋腻。所以外感咳嗽的病人,服用阴性酒之后,容易迁延不愈！对于阴性的酒，饮用时，配以生姜片，烧烫后再饮用，可使其性发生转变。

第三，药酒也是药，不可随意乱服，不对症，有害无益。

第四，不是所有人都适合饮酒。

肺脉偏沉、弱者，肺之宣发力度不够，适宜饮酒，饮酒后增加肺之宣发力度，人会感到舒服；肺脉浮滑之人，不宜饮酒，饮酒后肺金太过，反侮心火，容易患心血管疾病，也容易患肝脏疾病（金克木太过）。

第五，酒后不宜同房，同房损伤肾精。

因为同房之后，肾精消耗，需要补给，而肾水来源，需要肺金，金生水，肺的敛降，可以促进肾水得补养。饮酒后，肺金宣发太过，敛降不足，所以酒后不宜同房。

2010.10.23

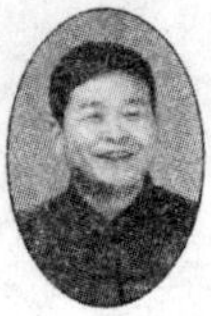

随笔:感受任之堂文化

去年年底,看了油麻菜的博客,有一篇文章叫《任之堂仁之心》,又仔细地拜读了任之堂主人余浩写的书——《一个传统中医的成长历程》,决定无论如何都要去一趟任之堂。

因为在堂主中医创业过程中,有很多让我感动的地方。而在这个全民皆浮躁的年代,能够坚持自己梦想的人不多,所以决定开春后动身。

春节期间,发现堂主正月初四便开始上班,心里微微一动,这么早！再看一下去年国庆时,堂主也没有休息,假期都留给了病人。

是什么力量支持他把时间都交给中医,交给病人呢?

于是,我四月上旬就买好去十堰的火车票,又有些担心会不会逢到五一,堂主会有其他安排呢?

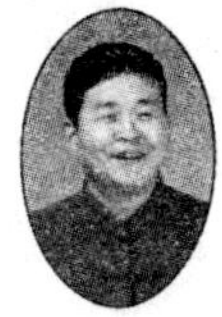

再次看一下堂主博客的留言,五一期间不休息,原来堂主提前就出了通告,想必是为了方便求诊的外地患者,因为现代很多人生病都没时间看,只能利用节假日出门求诊。

到达十堰当天,大雨倾盆,原以为下这么大雨,病人可能不会很多,可一到任之堂,发现里面坐满了病人,病人来自五湖四海,说各地方言的都有。

而余医生正稳稳地坐在那里,给病人把脉。他身边坐着一个奋笔疾书抄方的学生。

偶尔还有需要拍打的病人,又有学生出来帮病人拍打。另一边抓药和熬药的学生,更是忙个不停……

我找到一张凳子,悄悄坐在他们附近,立刻感受到这传统中医的氛围。

对来这里看病的病人,余医生是不收诊费的,有一些病人开了药方,可以拿到别处去抓药。

病人们都是一大早来排队登记名字,看病也按着顺序有序地进行着。

临近中午时,病人陆续看完,一直忙于诊脉的余

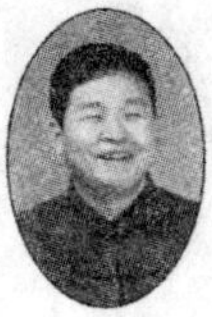

医生，回过头来看我，还是那个微笑的样子，温和地问："你看过病了吗？"

"刚到，还没有。"

余医生就嘱咐我回去好好休息，一般外地过来的病人，长途舟车劳顿，都需要先歇上一天，第二天余医生才帮他们仔细号脉开方。

我由于比较疲惫，多休息了一天，第三天才去大药房，余医生居然还记得我，说："你昨天怎么没过来？我在等你！"

这一刻，有股暖意在心里，缓缓划过——任之堂仁之心。

这就是我要找的任之堂！

堂主把外地病人都放在了心上。

当余老师知道我想感受任之堂文化的来意后，就把我安排到药房学习，并送给我一本《药性赋》，让我能够了解一下中药的功效性味。

药房有三排药柜，四五百种中药，当时我就很诧异，真看不出小小的药房，居然能容纳这么多药。

而管理药房的周师傅，却爽朗地说道："这还没

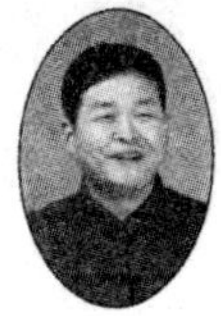

有算到药柜外的药,以及各类民间草药,加起来的话,那就更多了。”

原来,余老师从小在乡村里跟他太爷学医,毕业后因为性格随和,交游广阔,又结识了不少民间草医朋友。所以,大药房里面,经常可看到一些民间草药,有些还是特效的。

那些简单的偏方、单方,往往一出手就见效果。

后来,从余老师的学生口中得知,余老师有一本《九百八十六种民间中草药的用途》,这是老师一位草医朋友毕生经验的总结,他传给老师,里面讲到的都是民间中草药非常独特的功效用途。

现在许多医生识得书本上的草药,却很少能认得自然界中的草药,而余医生却能把各种草药运用起来,一定不简单。

中午,看完病人后,我们还在抓药,余老师就到药房来,随手抓起一块葛根递给我,他自己也尝了一块,说:“中药,一定要自己亲自尝过,感同身受的话,治病用药,别有一番味道,就像感受一下这葛根一样。现在前来学习的学生,我都会让他们先在药房抓抓药，尝尝药，到山里去采采药，认认药，这样他们以后自己用药，心中就会多一丝体会。从药入手，更容易把中医学好。”

后来我看见老师从山里采回来几米长的葛根时，才明白这葛根通经络的作用为何那么好，原来它本身就是一条长长的“经络”。

余老师说：“这葛根长在山里头，从泥土中吸满水，沿着藤，缠在树上往上抽，把水一直运送到七八米高的藤条上，一路上畅行无阻。”

这葛根通行十二经，经老师这么一讲，一辈子都难忘。

膀胱经是人体最长的经络，葛根能够治疗膀胱经不通引起的颈椎病，这一下子就很好理解了。

刚来药房学习的学生抓药时，周师傅都要在旁边仔细地核对，对于他来说，付出的时间和精力，远远比自己抓一张方还要多很多。

任之堂有帮忙代煎中药的服务，抓完药后有不方便煎药的病人，可以把药留在任之堂煎。

煎药房目前由王蒋在负责，他人瘦瘦的，耐力

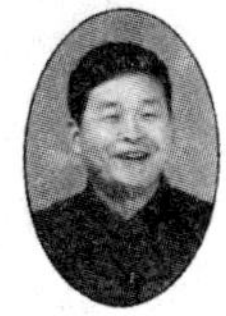

很好,煎药房的工作,程序很烦琐,最需要耐心和耐力。

从添煤、贴标签、看火候,到倒药、封杯,还有那些先煎后下的药,都要一一严格把握。

煎药房,狭长,一字排开,八个炉子,从早到晚,不停地熬药,里面热浪滚滚,现在才四月份,很难想象,接下来,夏天将是何等酷热。真是佩服!

在任之堂大厅里,经常可以听到一阵又一阵的拍打声,甚至还有病人哭泣的叫喊声,那些被拍痛的病人,拍完后身体轻松,纷纷都感谢拍打师。

原来这拍打治疗手段,就是一种见效很快的中医传统疗法,能够让各类痛症、皮肤病,当下见效,立竿见影。有些病人被拍出各种痧气后,症状缓解得很快,甚至有些病人不药而愈。

我看到拍打师们,拍打得最多的是委中、足三里、内关、尺泽这些穴位。

他们拍打完病人后,就到外面拍手,还教病人们跺脚。当没有病人拍打时,他们就忙里偷闲,在外面背书。

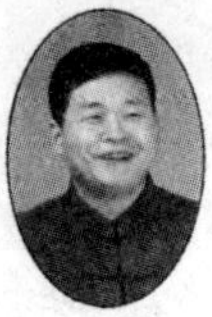

当我们问及他们怎么练拍打时，他们说：“拍打病人，自己也要经历过多个阶段——手痒，手瘀青，长老茧，皮肤破裂，又重新长出老茧，这样循环往复，就像反复蒸晒的熟地一样，最后炉火纯青，练就一双金刚妙手。”

一天到晚，背书背得最勤奋的莫过于阿发，他可以边帮病人拍打边背书，甚至边炒药，边朗朗上口地背诵那些经典，药房的人都称他为背书第一。

任之堂一般是上午看病，下午如果天气好的话，余老师就会去爬山，当然也会带上病人和学生。

余老师说他有两大爱好，一是用中医看病，二是爬山。

余老师这两大爱好，就是劳逸结合啊！要知道一个中医看病，消耗的脑力是相当大的，一般上午脉诊三十多个病人，对医生来说已经是上限了，可现在任之堂的病人实在是太多了，有时一个上午要看过十二点，多时看六十多个病人，这对于医生的体能与毅力无疑是巨大的考验。

特别是老师的《医间道》和《万病从根治》这两

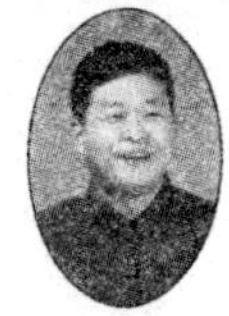

部书相续问世后,从外地慕名而来的患者一批又一批,还有一些疑难病和慢性病患者,他们更是铁定心住下来吃药康复。

这么多初诊加上复诊的病人,每天早上,从余老师诊脉开方,到医师、药师们抓药、熬药、抄方,他们可能一个上午连喝口水的时间都没有,整个任之堂就像陀螺一样飞转。

一张张药方开出来,一包包中药抓出来,一杯杯汤药煎出来,一个个病人治好后,都会在临别的时候跟老师道谢。

下午,是爬山回归自然的时候,也是余老师把身体交给大自然去调养的时候,这是余老师养生的秘诀,一半在红尘,一半在山林,一上午看病,一下午爬山采药。

对于余老师来说,真正放松的恐怕也只有在这青翠的山谷中,赤着脚穿行在这黄土地的时候了。

余老师带病人去爬山时,带给他们的是健康的生活理念,余老师常把医生比作修理工,身体真正的使用者,应该是病人自身。所以爬山就是教病人如

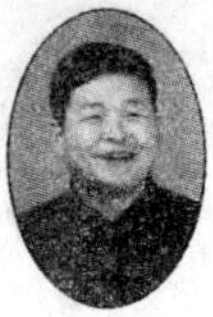

何放松自己身心，感受中医天人合一的奥妙。

晚上对任之堂里面的人来说，是最开心的放松，因为一边工作，一边围在一起听老师谈心得体悟，一边还可以畅所欲言，各抒己见，讨论医案，辨识药材，常常煮上一味药材，大家一起品尝，体会药物在人体内的走势和功效。

看着这些年轻的中医苗子，他们带着各自的中医梦来到任之堂这里，采药，抓药，熬药，拍打，抄方，写跟诊日记，背书，这一切都慢慢地将中国传统文化精髓，融入他们血液中去。

我相信，他们多年后回忆，一定会觉得这是他们一生中，最充实、最美好的日子。

跟余老师的学生们，一批又一批，余老师总是迎来送往，这些学生，大都很自律，早上有的打坐，有的劈腿，有的背《黄帝内经》《药性赋》《病因赋》……

特别令我震撼的是，当我到他们宿舍吃饭的时候，发现他们居然连吃饭的时候都在读书，真让我惊讶。

他们就像高考学子那样，认真复习备考，可这不

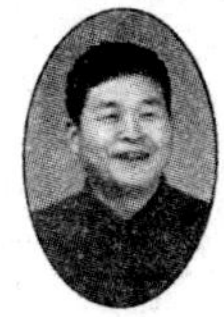

是应试教育啊，他们的学习完全是主动的，没有别人给他们任何压力，老师甚至经常叫他们去爬山放松，不让他们太拼命学习。

关于书籍，余老师大药房中，那是真多。

他给学生买了很多中医书籍，都是根据各自当下的中医基础而量身订购的。

余老师甚至对学生们说："只要你们愿意学习，需要什么书籍，都可以去买来。"

在任之堂的小架子上，还放了一些经典书籍，如《老子》《庄子》《论语》《增广贤文》等，方便前来候诊的病人阅读。

余老师常说："调身容易调心难，让病人改变一种心态，往往比搬一座大山还难，但这种心态能改变过来的话，身体的气质立马就变了，比吃多少药都管用。善书能开明心智，有益于身心健康。"

我来这里近一个月，从老师治病的点滴细节中，看到了许多不平常之处，这大概就是任之堂的文化核心所在。

是余老师那颗仁之心，那颗向善向上的力量，吸引着一批又一批真正的中医爱好者，用他们的真诚、务实、勤奋、执着，去经营着这欣欣向荣的中医事业。

学生：小雅

2012.05.18

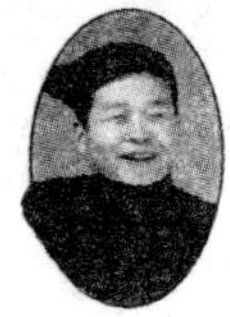

随笔：要学中医，先过三关

第一关：名利关。

如果带着求名求利的心态来学习中医、访师问道，则离道远也。

建议学中医之前，先背诵《大医精诚》《伤寒论序》。

第二关：入道关。

求医其实就是求道，而不是求术。如果站在术的层面来求，越学越迷茫，越学越难得到提升，因为术的层面百花齐放，各有所长，如果样样都学，最终样样都学不透。

建议学中医之前，先背诵《清静经》《道德经》，立足一个比较高的点，再来感悟中医，就会以简执繁，举重若轻。另外，这两部经典背会后，终身受益。

第三关：基础关。

万丈高楼平地起，想盖摩天大楼，先向下打地基，地基打得越深，楼才能盖得越高。

建议中医爱好者学习中医之前，先背诵《药性赋》《病因赋》《病机赋》。

如能在短期内过了上述三关，则学中医有望了！

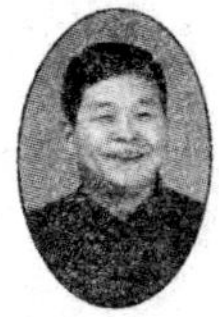

随笔:带教感悟

最近几年,有不少外地学生和中医爱好者上门请教,希望通过在我这里短期的学习,学到一些真功夫,回去之后,能够运用于临床,或者更好地照顾自己和家人。真是铁打的营盘流水的兵,这几年来,陆陆续续到底来了多少批造访者,我也记不清了,有很多学生给我留下了深刻的印象,也有很多学生在记忆中慢慢淡去……通过与他们的相互学习和交流,我也学到了许多,同时也有不少感悟,希望与大家分享。

感悟之一:要学好中医,必须要有一定的基础。

没有任何基础,一切从零开始,或者只是过来看看热闹,感受一下中医的气氛,那么到我这里来,或许会有些失望。药房的工作是忙碌而琐碎的,每天上午有很多患者，下午或爬山或看书或处理一些私人的事情，晚上要配药，有时还要与大家分享一些知识，我的时间很紧，没有太多时间与大家闲聊，更没有时间从基础开始普及中医，至于拿一个方剂，从头分析药方法理，说实话真的没有时间，这些东西，教材上都有。我所能做的，只能是简单地点拨和个人经验的分享，正所谓外行看热闹，内行看门道。我所教的也只是一种思维的方式罢了，没有所谓的秘方，《伤寒论》上的每个药方都是好方。如果对中医没有任何基础，可能没有办法理解我所讲的东西，所以最终看到的只能是药房的忙碌、无趣和我的不近人情。

感悟之二：学习要有主观能动性。

任之堂不是专门的中医学堂，每天的主要工作是面对患者，所以不可能像学校那样，每天安排几节课，由老师监督着学习，每天大多数时间只能是属于患者的，而且分配给每个患者的时间也很有限。我的本职工作是个医生，而不是教师，不可能

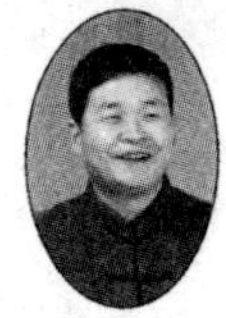

手把手教每个人,这里所能学到的东西是汇集在每天药房点点滴滴的工作中的。脱离了工作来谈学习,则无从学起。如果态度积极点,工作多干点,有问题多问点(在适当的时候),自然能够学到想学的东西。

感悟之三:有一分谦虚就有一分收获。

访师问道,需要一颗谦虚之心,正所谓三人行必有我师。在中医的道路上,大家都是同路人,既然来到药房,大家也算是有缘,但如果摆出一副高高在上的架势,说实话,我只能敬而远之。正如南隐禅师以茶喻禅时,将茶水注入杯中,水满了还继续注水,结果水就溢出来了,如果心中装满了自己的想法,又如何能够接受更多的东西呢?

感悟之四:请不要送礼,将关系搞复杂。

这些年来我没有收过任何学生的学费,相反还补贴过一部分学生,而我这样做的主要原因仅仅是因为我喜欢中医,希望通过与大家的交流,能够对中医的发展起到哪怕一点点推动的作用。而有时候千里迢迢过来，带一份礼物给我，我虽然心存感激，但内心总觉得受之不妥，这让我很为难。我是一个简单的人，希望尊重我简单的生活方式，如果实在想送见面礼，就送一本书吧，摆在药堂，供大家分享，功德无量。

感悟之五：过来前请事先与我联系，征得我同意。

其实任之堂很小，工作地方也不大，如果挤的人太多，就会转不过圈来，会很压抑，同时我自己也有私人生活安排，一下子过来很多人，我没有办法接待。而如果远道而来，又不能得到接待，往往就会很失望，所以希望不要做不速之客。

感悟之六：相聚是缘，多多珍惜。

虽然很多人称呼我为余老师，但我更愿意把所有的人看作是朋友和同道中人，大家只是有缘相聚，可能有些方面我所了解稍多于大家，但在更广阔的

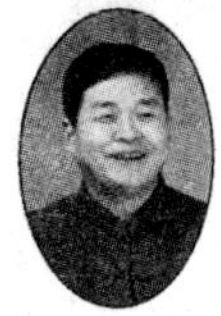

领域,我远不及大家,所以大家相聚一场,就是基于一个缘分,也许是前世的结缘,才有了今天的相聚,所以相聚是缘,多多珍惜,让我们一起为了中医的发展,努力去做点事情。

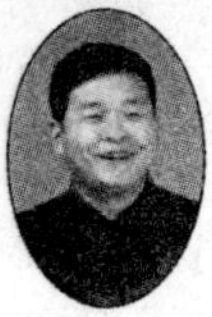

随笔:太白访道(一)

此次横穿太白山,要经过药王殿,对于每个学习中医的人来说,药王孙思邈在心中的地位是相当神圣的。孙思邈在太白山采药、修炼、治病救人、著书立说,一部《千金要方》流传至今,积累了无上的功德,后世医家都称之为“药宝”。历代医家普遍认为:“不读《千金》论,不管《外台》方,则医人所见不广,用药不神。”出发之前我就思量,到了药王殿,在药王面前一定要好好磕几个头!

当我到达太白山药王殿时,我却发现药王殿相当破败,破败得有些让人于心不忍,难道心目中的药王,在现实中就受如此待遇?

殿的大小先不论,一个破破烂烂的木板房,四周用木头支持着,一场大雨,一阵大风,感觉随时都有倒塌的危险,在殿中一边磕头,心中一边流泪,为什

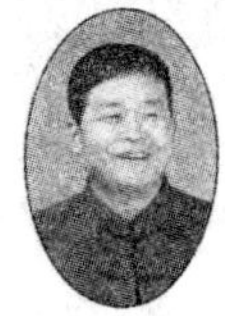

么啊？

药王殿旁边有两个大的帐篷房，晚上我们十几个人像排大葱一样，睡在一起，帐篷外下起了大雨，雨声很急，想着药王殿可能会漏雨，药王的神像可能会被夜雨淋湿，再想想中医发展为什么困难重重，心中不是滋味，一夜就在恍恍惚惚中度过。清晨的鸟叫唤醒了我，爬起来才发现雨早已停了，天边的朝霞格外漂亮，洗漱完毕，坐在树林边开始诵读《药王孙祖宝诰》：

志心皈命礼。

太极宫中，全真天上。

擅回生之妙术，阐大道之荟华。

幼号神通，长多奇迹。

羡门广成之誉，睿赏非虚；

齐梁隋唐之朝，年华莫测。

峨峰谢表，书墨迹之无痕；

肘后天机，入龙宫而启秘。

谕该三教，方著《千金》。

洵药境之医王，实玄宗之领仙。

大悲大愿，至妙之神。

降龙伏虎，护国救民。

灵感孙大真人，慈悲救世天尊。

诵完几遍，再回首看看药王殿，早已泪眼婆娑，我当下发愿："只要有人牵头重修药王殿，我会第一个出钱支持！"

吃早餐时，我问同行的毛老师："药王殿破败如此，是天灾，还是人祸？"

毛老师说，这个药王殿建了几百年，也没有人专门去维护、管理。一些上山的游客，甚至一些采药的药农，在天气冷的时候把药王殿的木板拆下来烧火取暖。整个药王殿越拆越少，遍体鳞伤，人为的破坏相当严重……

药王殿成为今天这个样子，不是天灾，而是人心感召。人心动荡了，很多美好的东西都会遭到破坏。

《黄帝阴符经》上说："人发杀机，天地反覆。"

后人竟是这样对待药王的！中医事业的发展怎么能够不饮水思源呢？

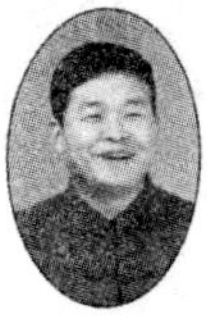

随笔：太白访道(二)

在离开南天门后，下行不到500米，毛老师的儿子突然停下来，在路边看到一丛长得非常茂盛的太白洋参。别人都陆陆续续地向前走了，我则停下来，用摄像机录制他采洋参的整个过程，因为这株洋参实在是太茂盛了，我推测其根部一定比较大。

几分钟以后，结果表明，洋参根虽不是非常大，也已经是超乎平常的了，小伙子略有失望。他走之后，看到地上四处丢放的洋参苗，还有上面开得很茂盛的洋参花，我觉得浪费了有些可惜，于是将这些丢弃的花一一采摘下来。在采花的过程中，我猛一回头，发现旁边的山石下面，有一大丛(很大很大的一丛)洋参花，茂盛得让我惊诧，意味着在这岩石下面有一棵极大的参！

我小心翼翼地爬到山石下面，拨开丛丛棘刺，站

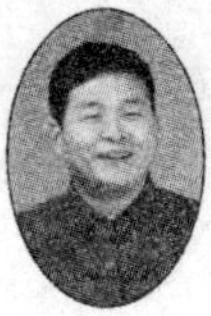

在茂盛的洋参花前，念了几声阿弥陀佛，开始挖参了。

由于岩石下面的石头很多，在挖掘过程中，几个侧根不得不斩断，但挖出来的整体参还是很大的，鲜活的人参，没有半斤，也有三四两，太令人高兴了！

在岩石下面，既缺水，也缺养分，能长这么大，不知用了多少年。

黄剑笑着说："这棵参等你等了多少年啊！"

我兴奋地拿着这个最大的太白洋参同大家分享，有的说长了至少 50 年，有的说上百年，后来我小心翼翼地问毛老师："这个参有 30 年吗?"

毛老师肯定地说："不止 30 年。"这么大的洋参，他也是第一次见过。

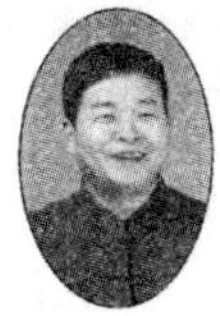

随笔:太白访道(三)

留守药王殿,负责游客接待的是一位草医,姓代,我们都喊他“代师傅”。

代师傅有些含蓄,但心中装的草药知识不少,在药王殿休息的晚上,同行的中医界朋友拉着代师傅请教,一直讨论到深夜,从“铁棒锤”中毒后怎么解,到风湿病如何治疗……他们一边翻着一本破旧的当地草药书,一边回想白天看到的草药形态,一边交流这些草药的使用心得,没有荧光灯,也没有煤油灯,有的只是一把不太亮的手电筒,很温馨、很激励人的场面。

回来后我将这组“最不清晰”,但“最亮丽”的视频播放给学生看,大家都很有感触,比起山上草医们的学习条件,我们学习的条件太好了,而我们缺乏的是他们“虚心请教”“乐于交流”的激情和胸怀啊!

第二天早上离开药王殿前，我同代师傅合影，代师傅传了一个治头痛的招：

桂枝50克，白酒250克。泡一天就可以服用了。

代师傅说，遇到头顶发凉、疼痛的患者，每次50克，5分钟见效，很多病人一次就好了。

简、便、廉、验，四要素具备，真乃良方啊！

代师傅喜欢用酒剂，他说酒走皮肤、走头部、走肝脏，起效很快，很多疾病采用酒剂，有的几分钟，有的半小时，就治好了……

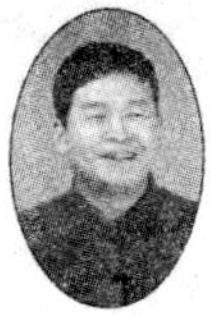

随笔:任之堂学医小结

说起中医,正儿八经是从2012年六月份来到任之堂后开始的。我之前做过厨师,修过电脑,在药房里面当过营业员。为什么我后来会进入中医行业呢?这得从国家对乡村医药卫生体制改革说起。

我姨父是个农村非正式医疗人员,已经六十岁了。国家乡村医药卫生体制改革从2012年初就开始了,所以我姨父家里也安装了一台与卫生局联网的电脑。因为我姨父年纪大了,对电脑一窍不通,再加上他几年后就要退休了,他想让我跟他学习,学好后可以接他的班,而正好电脑方面可以由我来帮他搞,我也可以从中学到中医这门技艺。

就这样,从2012年过完年后,我就到我姨父药房去学习打吊瓶,给村里人体检以及整理健康档案,平时姨父就教我感冒时要用什么针药。其实我那时对中医更感兴趣，经常下载养生堂的视频来看，还有罗大伦老师讲中医的节目。

清明节的时候，我表哥回老家看我姨父，带回来几本中医的书给我看，其中就有《一个传统中医的成长历程》《万病从根治》，我这个人从小看书不多，也没有正儿八经地看过书，而这两本书我却是非常认真地读，也读进心里去了。我发现书不是那么难读，或许这两本书是老师用心写的。我经常看老师的博客，看他们爬山采药的照片。再看看老师的气色，还有他说过的话，就知道跟平常人不一样，一看就知道很会保养，很有内涵。

那个时候，我脑子里在想，这个医生的医术应该不用怀疑吧。他医术那么高，能给一般人看病吗？我以为有钱有势的人才能请得起名医高人看病，一般地位很高的医生，应该都很少替平民老百姓看病，后来我发现自己这个想法错了。

那个时候，我胃有问题好多年了，中药西药都试过，就是好不了。也上北京治过，但经常复发，心里一直想找个传统中医来帮自己调身体，于是有点动

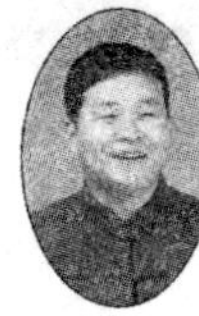

心想去任之堂。

我这个人跟我爸从小就不太合,但他对我学医还是比较赞同的。他心里一直觉得我挺没用的,干什么都干不好,都这么大了,还没有把自己事业定下来,也没有找个女朋友,家里人一直在唠叨我。我在家里时间长了,就觉得受不了,从早上吃饭的时候,家里人就唠叨,我想我不能这样待在家里了,我必须有个打算,就是要去十堰。可我还没有出过远门,常年在青岛市内,只有一次出过青岛市,那还是和表哥一起去北京,所以对外面的东西,了解得还不是很多。我琢磨了好几天才下定决心去十堰。我当时的想法有两个,一个是看病调身体,一个是看看能不能学学中医。

就这样,在 2012 年的暑假期间,我到了十堰。出去的时候,我只跟家里人说要去十堰,要去看医生。家里人和姨父都惊了,我也没跟他们多商量,就上了去十堰的火车。

记得第一次来十堰任之堂,就是 6 月初,来之前我也没有跟老师沟通联系,只是在网上了解了余老

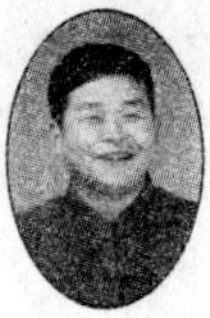

师的信息。来的时候才发现，余老师正好去太白山采药，所以刚来十堰那一周，我就在十堰周围逛逛玩玩，听说有武当山、神农架、丹江口水库，但都没有去，只在十堰市里的公园、步行街玩玩转转，可能也是我刚开始对十堰比较陌生吧。

一个星期后，老师太白山归来，带了很多神奇的草药。老师这里病人多，学生多，药物多，又正逢暑假，一个早上，好不容易等老师看完最后一个病人，我就去跟老师说，想在这里跟老师学习。因为我是半路出家学中医，对中医没什么根基，本来以为老师不会让我留在这里学习，没想到老师没有拒绝，说你就在三天内把《清静经》背下来再说吧。当时我很高兴，没拒绝就意味着有希望，我总算没有来错。就这样，我边背《清静经》，边在药房里面认药捡药，帮帮小忙，下午的时候，还跟余老师上山采药。就这样几天后，慢慢跟这里的学生都熟悉了。每天晚上尤其开心，我跟他们一起围着桌子，听老师谈医论药，那时收获真是不少，第一次体会到老师手把手、心对心地教是什么感受，好像以前读书跟老师距离都没这

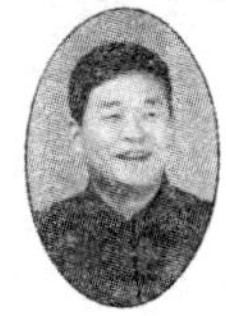

么近。

没来十堰时，我姨父就跟我说，他那个年代学习中医是怎么学的，那个时候，中医知识都不会轻易传，基本上没有哪个中医能把他知道的东西轻易地传给其他人，就算你再怎么勤快，他也不一定传给你，所以姨父也不认为我在外面能学到什么中医本领。

但在老师这里却完全不是这样的，不光老师会把所知道的告诉学生，连学生之间也经常交流讨论，把所学的知识、所懂的经验讲出来。暑假的时候，天南地北的学生都有，一上山通常是十几二十人。任之堂学生的心态也和其他地方的人不一样，他们会看很多视频，都抱着比较积极乐观的学习态度，所以我在十堰一边学习中医基础，一边喝药治病调理身体，更重要的是我还一边学习改善心态。我来十堰最大的感触是，我的心态有了非常大的改善。有个名人好像说过这样一句话，一种良好的心态，比服用十服良药对身体好处都要大，老师也经常这样劝病人。而我在这里，上午是快乐地学习认药，下午更是神仙般地入山采药，爬山锻炼身体，既长知识也长身体，而且还跟他们一起吃素。心里没那么多烦恼欲望，加上经常爬山，心变得越来越轻松，感觉到很多年以来都活得很累，这一下子都放松了。

有时候，看到一些郁闷的病人，老师就会让他们到药房门口或者山里头大喊自己的名字。这个我在爬山时，也跟老师喊过，刚开始不敢喊也害羞，喊不出来，等到周围人少的时候，我才勉强喊出来，喊出来就觉得心里的郁闷之结打开来了，所有烦恼的事都扔到垃圾箱里去了。心态放宽了后，心也感到日日变轻了，我心中就暗暗高兴起来。老师常跟病人说，心放开了，不用喝药身体也会慢慢好转，可有些病人听不进去，真为他们可惜。后来我没事就想吊几下嗓子，真上瘾了。喊的时候，要尽全力喊自己名字。刚开始喊，声音会难听点，但声音越难听，效果越好。这才叫中医，医心也医身体。

我再说说我在任之堂一个月期间的改变与收获吧。

首先，我回到家里再也没有发生争吵，虽然一回

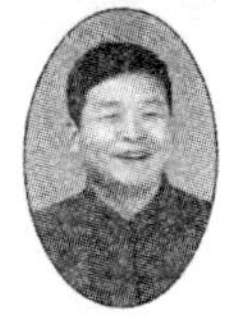

到家老爸还说了我一顿,说我不懂事,对于他的批评,我的态度是接受,没有去反驳。我是这样想的,即使他不了解我,但他的批评也是为我好。我不想再过以前吵吵闹闹没意义的日子了,我要把吵架斗气的精神省下来,这样可以做更多自己想做的事情。这样几次过后,老爸就没怎么说我了。于是在没事的时候,我还叫老爸坐下,用从老师那里学到的按摩穴位与吊痧拍打技术来帮他调理身体。因为我老爸腰腿有老毛病,帮他做完后,腰腿也放松,气也消了不少,渐渐地他对我的态度也好转了。他万万想不到,我这次出去一个多月居然变化这么大。

后来,我第二次、第三次来十堰时,他不仅不反对,还挺支持我的。如果我没有来到十堰任之堂这里,没有这份经历,我想我学医的路子肯定很迷茫,学医的信心肯定不够足,最后肯定学不好,可能学不到一半就放弃了。如果说,我这次来到十堰后,虽然学到了东西,但回家性子还不能改的话,家里人不支持你,不认同你,我的学医之路也会走得很艰难。

在任之堂这里我接触到了这么多与中医有关的

信息，我突然见到了一条路，即使这条路对于我来说，一直走下去会出现很多的坎坷挫折，但将有更多的欢喜。我的方向是不会变的。老师有句话鼓励了我——方向不变，方法常变。我以前就是一个方向不断变，做了很多种工作的人，但方法却始终没变，所以走不成功。

我还想说，我感觉自己很幸运，在我二十五岁时就能认识任之堂，并能够在这里接触到这么多良师善友。以前以为在学校读完书，毕业就不用学习了。但在任之堂这里，我居然发现即使是进入社会，哪怕你以前没什么基础，照样可以从头开始，在学校外面更广阔的天地学习。

如果没有这次经历，我不知道我会是什么样子，也许我还会有很多烦恼的事情，有很多纠结的心态，不知怎么去处理，怎么去解决。所以我想说一句话，老师不能仅用好人来形容，老师是我的恩人啊！

刘文军

2013.01.07

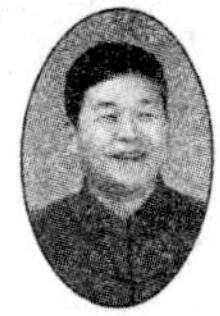

因为文军并不是长期在任之堂学习的学生,所以在他离开前,我并没有布置写总结的任务,看到他写的总结时,我是有些意外的。但读完此文,却让我感慨颇多！文军平时话语不多,总体的印象是,给他讲的东西,往往能铭记于心,并且乐于实践自己的学习收获。这次看他的总结,让我倍感欣慰的是,他能够改变自己的心态,从自身找出问题,圆满地解决了与父亲之间的观点冲突,并学会了主动去学习。他能寻找回自己的健康,并且能带给家人健康,更可贵的是学会以后如何去拥有健康,他能如此,我很高兴。如他所说,也许他未来的中医之路还有很多的艰辛和坎坷,但我相信有良好的心态,路会越走越宽!

任之堂主人

随笔：我的跟师小感悟

脉是感受出来的，而非摸出来的。

我总是在追求医技、医术上着急，虽然也知道修道，但还放不下那颗痴痴的执着心，弄得整天心浮气躁，办了很多错事。

老师每日提醒，但始终没理解。昨日当我又问起老师："我的现状是看书多了太乱，但不看还不行，这怎么办？"老师淡定地说了一句："背一千首方子。"我默然……一个棒喝，一瞬顿悟。背千首方子，修千回心。

随后，老师和我们聊了许久，最后老师以"脉是感受出来的，而非摸出来的"这句话收尾，同时让我们以此为题写篇文章，希望此文章能对每一位来任之堂的学子当一回指路明灯。

脉是感受出来的，而非摸出来的。脉非独指脉，

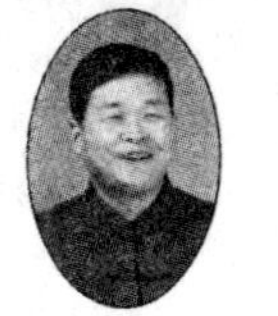

可以指其他任何医技、医象,也可以指万事万态。此次以脉表法,脉分脉形、脉势、脉性等,这些乃名相,而非实际。实际是什么?“不可道也”,就像老师说的一搭手,就感受到他体内有湿,不用什么弦脉、濡脉来命名。“感受”不是玄的,是人之常性,你能感受到寒热温凉,花开花落,鸟惊虫鸣,当然也能感受到此脉了,只是平常忽视而已。

如何感受?或者说如何能清晰地感受?一句话,“明心见性”。这需要修行才可以,使心灵清透,即使一弯鸿毛,也能明了其毫末。说简单一些,“感受”里有那一颗慧心,而“摸”或许只有世间之智而已。

举个例子,比如来一个患者,一进来,他给我什么感觉,可以从他的动作、语言、脾气、长相、职业等感觉一个人,感觉了,你就对他有一个基本的印象了,开方时心里就有一个方向或感觉吧。但这需要心够静,就像一方镜湖,平静时方照出世间万象。

所以说,来任之堂究竟要学什么?我想不仅是一药一方一理而已,老师真正想引导我们的是修行

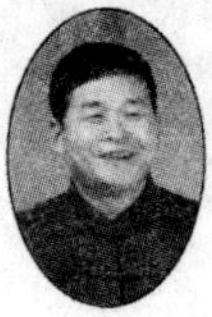

之道。明白了修行，就能够修心，心圆满了，慧就生出来了，慧既出，还怕世间小术之难会吗？所以这也是为什么任之堂每一位学子都个性极其鲜明，学的、做的差异都很大，但实则我们追求的方向终点是相同的，修道修心，济世度人，只是方便法门不同而已。

所以我平时犯的错误就是在法门中纠结，而忘却了自己的目标。所以我应放一放这一执着，朝着大道走，或许不经意间，我会发现适合自己的方便法门早已在我手边，这也算是“不为而成”吧。

宛金

2014.01.27 写于十堰任之堂

随笔:任之堂养心山庄——大山深处的世外桃源

记得刚来十堰任之堂学习的时候,便知道余师心中的一个愿景——建立一个纯中医养生基地。在多次诊务之余的聊天中,慢慢了解到这个愿望出现的因缘。

余师曾提到一位千里迢迢自外地赶来就诊的肝病患者,因坚信余师的医术,在十堰租住一处宾馆,坚持每日到馆中就诊,如此疗养三月之久,病情逐步康复。某日给余师发短信,说起自己吃饭的苦恼,在外就餐,食物多偏向辛辣(因余师对病人的饮食上总强调清淡、简单、干净,少荤腥辛辣,多清淡素食),能否买点菜,到余师家厨房自己做饭吃。这样吃得健康可口,配合中药,病情日益好转。

许多外地病人都有这样的苦恼,时常向余师诉

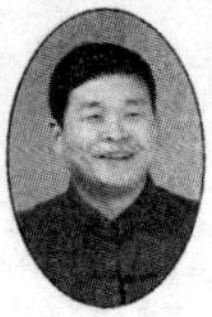

说:“慕名而来就医,药费不贵,但每日住宿吃饭等生活开销数倍于药费。”余师当时就有意愿建一个公共厨房,病人按照任之堂推荐的食谱,自行烹饪。这样,以中医治疗为主,食疗为辅,可以为病人的痊愈提供最大的便利和帮助。况且所谓药补不如食补,食疗便是中医养生一大特色。

余师又提到另外两个病人。一个外地的结核病人前来就诊,余师见其病情严重,中气衰败,便开了十服黄芪建中汤,患者带药回家,自行调理。过段时间又来了一个该病人的同乡,自述前病人服药后疗效很好,可以骑单车上街了,余师便给此病号也开了黄芪建中汤。但是经过一段时间的诊疗后,效果不是很好,且有加重倾向。为寻求原因,结束诊务后,余师到其宾馆探望,发现该病人正在吹空调、吃水果、喝冷饮,才知道原因为何:该病人中气衰败,阳气外脱,但饮食起居还如此,更是寒上加寒,雪上加霜。见此病人,余师陷入沉思,如何才能真正地帮到病人,让他们早日康复?

还有许多外地病人,远离家乡亲人,在就诊之

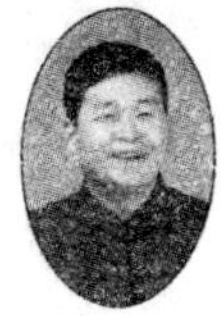

余,无所事事,时间无处打发,总窝在宾馆里,不由自主就想看电视、玩电脑、看手机。余师便想让大家集合起来做一些有意义的事,培养正确的生活习惯。于是,养心山庄的这个想法便慢慢在余师脑中一点一滴成形。经过数年准备,考察过十堰周边许多山区后,终于在大川一处山林秀美、景色清幽处选定山庄位置,经过精心打造,终于建成一座纯中医特色的养生基地——任之堂养心山庄!

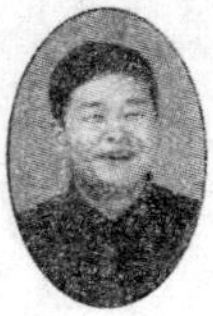

随笔:中医之思考与任之堂

明日即是返程之时,心情亦是欣喜,亦是沉重。

自从接触中医,我总是试图寻找中医的大法,尽管自己也试图耻笑自己,年轻气盛而缺乏耐力。虽然心知肚明那中医道法境界的深邃,却总在一次次幸运的小成功后沾沾自喜,但理智又清醒地暗示自己总有栽倒之时,便到真正的坎途,方才止步,莫不低头思量……也曾醒悟所谓的“小法”和真正的“大道”是相差甚远的。

求知、敬畏和与生俱来的慈悲之心,与这“任之堂”的祥和之气倒也相合。我喜欢这个“任”字,虽为女流之辈,也早在儿时便有凌云之志,打小就对《了凡四训》深信不疑,尤其是对“气数”一说。虽早早学习医术,却抵不过那份不顺从之心,心中有些许的恨意,如若不知,可是更好。来任之堂数日之后,那份

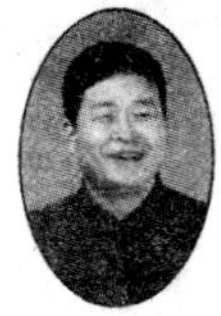

飘忽不定的傲气便没了生气,反而羞愧、不安。周师兄笑谈“汝若能读够百本书,再言医道”,这句话如同棒喝深深刻进我的内心。我知错,读书从来不求甚解,泛泛得之便以为尽知,如何才能寻求真道?我知错,读一家之说而盖全,何以尽知医理?我坚信能够跟随余老师,将我引进这“医道”之门。

起初我深深地迷恋上了脉卦,自觉玄妙,期望通过脉卦来为疾病归类而找出异病同治之方,然最终却发现不能详尽囊括。我试图用清升浊降之理来为诸病做注解,也无疾而终,心生埋怨自己肚中无墨,但同时又反思,即使老师的医技如此高明,却也有诸多杂病束手无策,有些病虽有疗效却也未能尽愈。虽曰:世上之疾,三分又一不治,三分又一自愈,三分又一可愈。然纵观中医之现状,生存于西医夹缝之中,这三分之一可愈的病人多数又得益于西医。中医如若有过西医之处,何以落得如此田地?

我之前是歧视西医的,尽管本人医术不精,却执着于捍卫自己的信仰——中医。仍记一师长教诲:医者本为一家,何谓中西之别,如若有利于病情,便为“医”。谁人又不曾受恩于西医呢？倘若盲目地夸大中医之功效岂非亦是害人。然而中医的从业者水平参差不齐，即使有余师之功尚且如此，而如同我等之辈，更是……我深思过。如同《清静经》之言：“众生所以不得真道者，为有妄心；既有妄心，即惊其神；既惊其神，即着万物；既着万物，即生贪求；既生贪求，即是烦恼。”如此看来，我曾经对中医的态度倒是犯了执着之过，才有我今日之烦恼啊！

无论中医、西医，皆是大自然的智慧，何来孰优孰劣之说？万物皆不能尽善尽美，倘若完全，诸物倒不复存在了，如同“无极”。西医与中医并驾齐驱尚不能尽愈诸病，而况中医之力更加单薄。众生皆言，中医、西医非一家之体，不能相提并论，然两者从来皆包含于“医道”之中，非也？然，寻此道者其途茫茫。

中医之家多如牛毛，不能详论，如滋阴派、经方派、火神派、一气派、脾胃派，等等，各家之信徒皆谓之天下无敌，治病无数。不然，其不尽意之处往往避而不谈。一部分病人正治，而往往有一部分误治，而

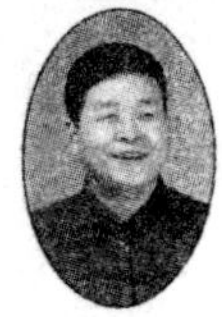

医者也难寻其缘由。对于初学者,如此玄奥之学,更是敬畏有加。

任之堂之行,方才对医学有思考之心,实吾之幸也,感激余老师的点拨和启发。然求医之路漫漫,方才是沿途的一站,却是令我记忆深刻的一站,老师的笑容天真而祥和,师兄姐弟们的坚定之心真诚而美丽,一草一木的药香朴素而清雅,众多的患者柔弱而虔诚,老师的任中医为己任之心芬芳而动人,将鼓励我继续前行。坚信大道至简,不管是中医之道还是医学之道,不执着就还有未来。

也希望自己于世道之中,不惑于心,精勤不倦,否则洋洋洒洒皆是废语,于人于己无益。

陈欢

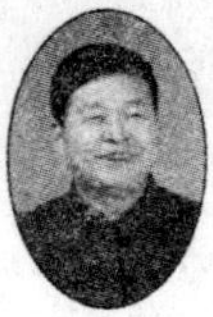

随笔:任之堂学习感悟

为什么我会来任之堂?来任之堂是为什么?我时常问自己内心深处。我有一个中医梦,传承医道,用仁心仁术,造福一方百姓。生命短暂,但在短暂的光阴里,活出自己的生命意义,是一种幸福。

在2011那年,我大学针灸系毕业,有缘接触余师的《医间道》,并深入研习,受益匪浅。余师的仁之心,对医道的那份责任心,对弘扬中医的发心立愿,深深地感动了我,所以我来到任之堂,并深入修习。

入门篇

余师经常教导:“行医的秘诀,不在书中,而在心中。以德载道,以道御医,非常重要。”

要医行天下,首先心中要装得下天下,上善若

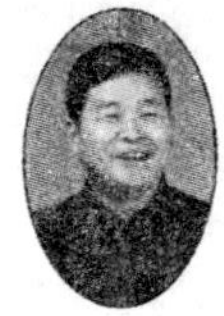

水,厚德载物,海纳百川。自己是花盆里的小草,还是旷野里的参天大树?如果要修成参天大树,首先要深扎根,身心回归天地,遵循天地之德,顺从大自然的规律,用平常心化作生活的点点滴滴,知行合一,合道而行。人能常清静,天地悉皆归。

为中医,是一种修行。《道德经》《清静经》是修中医的根基,必须扎深。接着,慈心静意地研习《大医精诚》《伤寒论》,道德为根,根深则叶茂,只有这样才免走偏,才能以德载道。余师教导:“一个真正的传统中医,不会凭借医术来博取名闻利养,不断增长贪嗔痴妄。人道即是医道,人心即是医心。犹如大地,长养万物,为而弗居。为医者,与天地之德同行。”

中医是一种生活,知行合一,闻思修证是关键。因为别人那里得到的未必是自己内证得到的学问,只有切身体会,医道才有生命力,才能得心应手。生活中处处都有道,处处有中医。为医者,秉持真心,善于向万事万物学习,以万事万物为师,处处都有道。

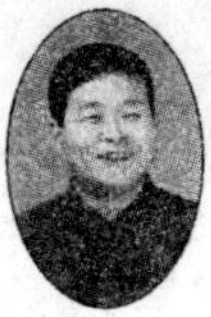

以天地之理，合于人身之理，参悟自然宇宙与生命体息息相关的规律，放大对生命疾病的认识，道法自然，天人合一。用自然之道，参悟中医，指导临床。为医者，要做生活的有心人，时刻感恩大自然的养育和教导。无论采药、煎药、与病人交流、开药、针灸，还是扫地、煮饭、吃饭，行住坐卧，都可以参悟医道。

煎药篇感悟

在煎药房学习，首先修清静心，培养定力，还有感悟最深的是对医理的领悟。煎药房空气闷热，没有清静心和足够定力，难以沉淀下来。同时煎药期间，要特别耐心、细心，不容有丝毫差错。张师兄经常教导："从错误中成长，不要害怕失败，出错，不断总结，改进。"

我铭记心中。

道，无处不在，煎药房就是一个小天地。

炉子，分阴阳。煤球色黑，属水，主封藏，为肾阴之水，髓海之地。炉火色红，属火，主上炎，肾阳之

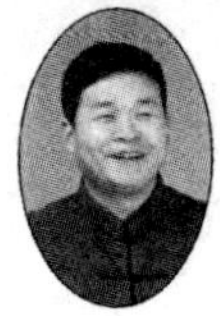

火,命门之地。

炉灶小门口,为肝木之门,主疏泄,犹如春风拂柳。当空气不流通时,张师兄就在炉灶门口放个小风扇,用风调动炉子元气畅通,煤球迅速燃烧,好比余师用柴胡、羌活、防风等风药。当炉火点燃,火势猛烈时,张师兄就把炉灶门口关闭,炉火就调成小火,好比余师的藏精三药——附子、龙骨、牡蛎,少火生气。

药煲属土,主运化,为肝胃之土。中气、大地之处,升降出入的枢纽,主升清阳,降浊阴。当炉火点燃,肾阳温化脾土,脾土得到肾阳的温煦,药煲底下冒出许多小气泡,这时候,阴随阳升,药煲如沤,清阳上升。

中药在水火炼化下,转为药汁,好比人体的水谷精微化成气血。药煲脾土通过沤的作用,运化药汁,上输至药煲盖子肺金,药煲盖发热,煲盖蒸腾出雾气。水雾遇到药煲盖液化成水滴,又沿煲壁敛降到煲底。好比上焦如雾,肺金将水谷精微中的清阳部分宣发,滋皮肤和毛发,浊阴部分敛降滋养五脏六腑。

药煲盖子如人体肺盖，肺金为五脏华盖，壶口如人体的三焦膀胱水道。记得，有一次，师兄熬药时，不小心在加热的药煲盖子上淋了冷水，药煲的壶口却流不出水来。药煲内明明有许多药汁，怎么不见了？后来，师兄在盖子上浇了热水，露出壶口，药汁便源源不断地倒出。后来，我们想到一个临床案例。一个患者，夏天，爬山回家，热血沸腾，大汗淋漓，洗了冷水澡后，畏寒发热无汗，脉浮紧，全身关节疼痛，下肢水肿，小便不利。余师给他开了麻黄12克，杏仁15克，桂枝20克，炙甘草10克，一剂而愈。我当时百思不得其解，下肢水肿如今开窍了，原来是提壶揭盖之法。肺为水之上源，肺主皮毛。那患者身热，受凉水闭塞毛孔，所以畏寒无汗，脉浮紧。好比煲盖受凉水，壶的水就流不下来。麻黄汤，启上窍，开下窍，打开肺金毛孔，小便就源源不断地流出，水肿自消。

药煲的煲底好比人体的谷道。每天熬完药，师兄都会把煲底的黑炭刷干净，这样可以节约煤球。

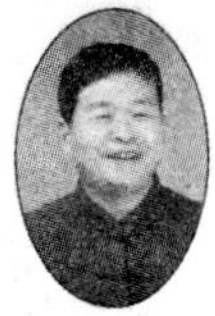

我当时思考了许久,煲底炭与节约煤球有什么关系? 原来煲底有垢,消耗煤球,好像肠壁有积,消耗命门之火。余师治疗许多腰痛怕冷的病人,经常用肠六味,重用鸡矢藤,通肠道,降浊阴。命门之火推动小肠,心丁火与小肠丙火相通,通肠道,保护命门之火。所以,老年人,命门火亏,最好素食,常清肠渣,延年益寿。

煎药房的小风扇、排气管好比人体的毛孔,火郁则发之,感恩它们,让煎药房空气流通。临床上的痔疮良方——乙字汤,里面有柴胡、升麻,作用显效,把肺与大肠的郁热透发出来,立法深远。

药渣木桶好像人体谷道,传化之官。下水道如人体水道,州都之官。下焦如渎。每天师兄都会打扫得干干净净,令其条达通畅。好比六脏以通为降,以降为和,浊阴归六腑,脏邪还腑,五脏元真畅通,人即安和。降本流末,而生万物。

总而言之,下焦如渎,中焦如沤,上焦如雾。阳化气,阴成形。三焦不通,百病丛生。理体合而为一,一气周流。功用分而为二,升清降浊。相用分而为三，上中下，三团气的变化，升降出入，无器不有。

脉法篇感悟

每天早上，我们都会在任之堂门口，搜集四诊资料，初步诊断，实践脉法。以大自然为师，顺天地之道，总结脉法心得，是我学习脉法的一点点体悟。

一、人能常清静，天地悉皆归

余师经常上山去采药，手指粗糙，可是给病人号脉，准得很。每当患者坐在诊桌旁，余师察色按脉，闭上双眼，凝神静气，独立守神，指上成形，心中领悟，识病机，明治法，药方出。

回想自己以前大学学习濒湖二十八脉，都是在摸形，用形对号入座，单纯的指上感觉，没有心灵领悟。来到任之堂，我才明白，脉需要用清静心去觉知，去聆听，非用手指摸形。

《内经》云："持脉之道，虚静为宝。"原来持脉的精髓是"虚静"。余师常言，《清静经》是修习传统中

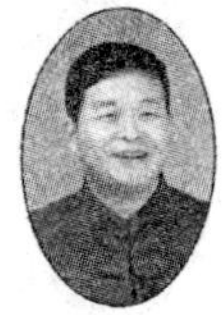

医的根。我终于心领神会,每天早晚,我静坐诵读《清静经》,并持之以恒,因为这是学习脉法法门,甚至是整个中医人生的根基。人能常清静,天地悉皆归。

二、知常曰明,不知常,妄作凶

余师言:“参天地而知人身,人身阴阳,亦有定数。人禀天地阴阳之性而生,上应于天,下应于地,观上可知下,观下可知上。上下之间,阴阳循环,唯升降而已。观人之脉,上应天属阳,下应地属阴,中应人属中气。夫人乃天地感应而生,脉即中气升降浮沉而化,故曰:常脉者,其意为和,从容和缓有神,不急不躁。”我在学习脉法过程中,反复在参悟。

什么是阴阳?

寸口之脉,中气而化。

关脉应人,阴阳交融化生,对应人的中焦。阴平阳秘,中焦如沤。

寸脉应天,属阳。阳中含阴,为离卦。对应人的上焦,上焦如雾。

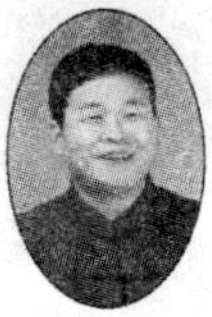

尺脉应地，属阴。阴中含阳，为坎卦。对应人的下焦，下焦如渎。

什么是升降？

后升前降，左升右降。

地气上为云，天气下为雨。清阳出上窍，浊阴出下窍。

尺为地，阴中含阳，云出地气，地气上为云，阴随阳升。寸脉之气升于尺脉，主左路督脉后升，清阳出上窍。

寸为天，阳中含阴，雨出天气，天气下为雨，阳随阴降。尺地之气降于寸脉，主右路任脉前降，浊阴出下窍。

左尺应肾阴，左关应肝木，左寸应心火。

左尺生左关，肾水滋养肝木，肝木条达而不过亢。肾藏精，肝藏血，精血同源，肾阴为肝阴的来源。

左关生左寸，肝木生心火，肝藏血主疏泄，体阴用阳，把精微物质输至心，化赤为血，肾之阴寒济心火，使之不过亢。

左寸生右关，心火生胃土，为胃腐熟功能提供热

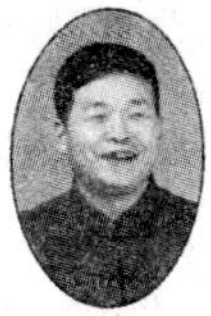

量。右关候胃土，胃以降为和，以通为顺，同时心火随胃土下降，使肾水不至于过寒。

右尺应肾阳，右关应脾土，右寸应肺金。

右尺生右关，肾阳根于下焦，肾阳温暖脾阳，有肾阳暖脾土，心火温胃土，中焦脾胃升降枢纽才能平衡，中焦如沤才能正常。

右关生右寸，脾土主运化，升清阳，将小肠泌别清浊产生的水谷精微往上散至肺金，为肺提供营养，肺通过宣发和肃降，水谷精微的清阳向上向外宣发，浊阴往下肃降，滋养五脏六腑。

右寸生左尺，肺金敛降浊阴，肺为华盖，水之上源，天气下为雨，化为水液入三焦，经三焦水道入膀胱州都之官，一部分气化排出体外，一部分进一步吸收转化为肾阴。

什么是浮沉？

浮应天，为阳，主六腑。六腑者，泻而不藏，受五脏浊气，为传化之腑，不能久留，传化物而不藏，实而不满，以降为和，以通为顺。

沉应地，为阴，主五脏。五脏者，藏精气而不泻，满而不能实。

所以,浮取应六腑,沉取应五脏。

左手寸脉浮取为小肠,沉取心脏。关脉浮取为胆,沉取肝脏。尺脉为肾阴。

右手寸脉浮取为大肠,沉取为肺脏。关脉浮取为胃,沉取为脾脏。尺脉为肾阳,主膀胱。

脉独大独小皆病,腑气不降则浮取郁脉。脏气不及则沉取不足,太过则沉取郁脉。脉浮取沉取皆不足,脏气不藏,腑气不降。

三、知常达变

先总按,静心感受寸关尺三部浮中沉之象,找郁脉。郁脉其意不畅,其形稍粗。左升右降,后升前降。一气周流,细心感受一圈,细察气机升降浮沉之太过与不及,识病机,辨脉势。分取,辨病变部分的病变性质,明治法。脉独大独小皆病,独大则顺其性,降其浊;独小则养其真,以平为期,道法自然。

以上是结合我实践寸口脉法的总结。

感恩任之堂,感恩余师教导,感恩师兄师姐的

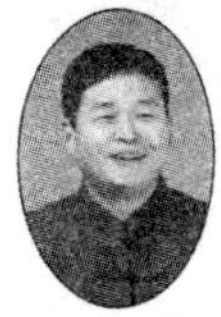

帮助!

上观天,下观地,中观人。

观察天地阴阳之道,应用于实践,把医道放到大自然里反复琢磨参悟。中医是一种修行,人生更是一场修行,一门深入,长期熏修。

陈科恒

随笔：那个春节，那些笑脸，那些故事

2017年的春节，我们在养心山庄一起过年，一起挂灯笼，一起包饺子，一起打年糕，一起贴春联，一起度除夕……

大家还记得那个梅子姑娘吗？

今天收到她的来信，读完后我被深深地打动，经过她本人同意，将来信发表出来，希望能够帮助更多的人。

亲爱的老师：

其实给您写这封信真的是酝酿了很久。从山庄修行回来，就一直想把内心的感悟记录下来，因为那短暂的十多天，真是对我的触动太大了！可以说颠覆或是重新定义了我人生的整个价值观。

山庄的日子，是我活了这二十多年来最开心、最

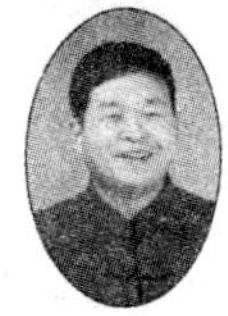

放松、最舒心的日子,以至于现在的我都无比怀念……

山庄的每一位同学都特别和善,正如大年三十那天晚上,我发自内心地对大家说的那番话,那份感恩。每一个来到山庄的人都是带着对您的尊敬、景仰,还有对简单生活、幸福人生的向往,对身体健康的企盼而来的。大家共聚山庄,能够认识,一起朝夕相处,都是一种莫大的缘分。

每个人带给周围人的能量、感觉都是那么舒服,大家安安静静地坐在一起吃饭,场面温馨而祥和,我从来都没有这么投入地吃过饭。可能正是有了这份投入,我才发现,从小不爱素食的我原来也能吃出素菜这么可口、愉悦的味道。

吃完饭,大家不光只收拾好自己的碗筷,还自发地整理公共区域的卫生,帮忙摆好椅子。这一切,对我内心的触动真的很大!因为在社会生活中,现在已经很难得看到这一幕了。生活在社会中的很多人都在追求自己利益的最大化,包括以前的我,不想吃一点儿亏,结果就造成了整个人的浮躁。正如《道德经》所言：社会提倡一种文明，那正是由于这种文明的缺失。而在山庄，无须刻意提倡、要求大家做什么，大家都在用一举一动感染着周围的人，这种氛围、这种能量真是令人心情舒畅、愉悦。

还记得我在山庄因为受凉而感冒了，喉咙痒得厉害，大家都特别关心我，运用自己的所学所长为我缓解痛苦，那一幕幕真的永生难忘！在山庄里感受到的幸福真是很多年已经没有体会到了的。

在山庄的日子也是我杂念最少的日子，每天无忧无虑，就是锻炼，然后期盼着您来，给我们讲知识、聊聊天，您的能量把山庄的每一个人都吸引着。虽然大家都带着不同的目的、心愿来到这里，但在山庄的日子，大家并没有刻意去追求什么，反而悟到了自己想要的答案。

在山庄，每天跟您相处，耳濡目染地学到了很多，在听您说话、看您做事和待人接物的同时，我的内心也在慢慢发生变化。我带着想要健康的目的来到山庄，就是希望找您帮我治好身上的疑难杂症，比如困扰我多年的月经推迟等妇科问题，以及各种腰

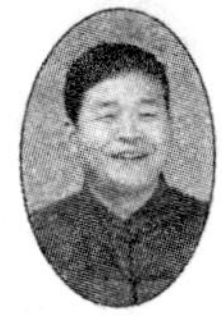

背疼痛、鼻炎、脱发等。其实一直以来我就想找到一个好医生来拯救我，所以，我不断地看书，不断地找寻。期间，我也曾意识到应该向内求，才是最终解决之法，但是我不知道如何去做，不得法。但当我带着这种目的来到山庄，受到感染与内心的洗礼时，我发现，以前的想求医救我的想法也在慢慢变淡，消失了。

从山庄回来我也一直在践行，默默地做，当自己心态好了，干活多了，周围的人也感受到了我的变化，那种发自内心的赞美，也让我很开心，因为，我越来越喜欢这样的自己了。但是，在干活的时候，我也发现了一些问题十分困扰我，比如最厉害的就是我站着洗菜、切菜、炒菜如果时间稍微长一点，背就很疼，坐着批改作业也是，这让我很揪心。我不知其因，也不知如何去彻底解决。内心中，我想多干活，为了自己，也为了周围的人，但是身体又不争气，有时候搞得我很沮丧……

回来这一个多月，我每天早上都坚持在山庄保持的好习惯：拍打、练功，还每天按照您所说去做艾灸，希望自己的肚子变软。不过，好像还是硬如石，这个时候，我就会深深自责，自己以前太不关爱自己的身体了，让它遭了多少罪啊！晚上，坚持泡脚搓脚。您说搓脚治百病，我就记住了。最近还开始站桩了，感觉不错，准备坚持下去。

在这一切进行的过程中，我也慢慢感受到了自己身体的一些细微变化，比如，晚上上厕所不像以前那样频繁了，骨头也没那么响了，牙龈也饱满一点点了，这一切都是鼓励我继续努力的源泉啊！

上上周周末出去采野葱（薤白）的时候，可能风大，受了风邪，于是感冒了，一直到今天。我还记得您说的要感受生病的这个过程。于是，我一路感受它的转化，一步步去寻找相应的穴位对应的经络走向。运用所学知识治疗，体会到了不少。

最近，我悟到了一个道理，我身上的很多毛病，都是心不清静引起的。其实我也想如老子所说：虚其心、实其腹、弱其志、强其骨。可是，我发现对于我来说，太难做到了。或许当我真正做到的时候，我的身体也就健康了。于是，我想起老师所说，要精微地

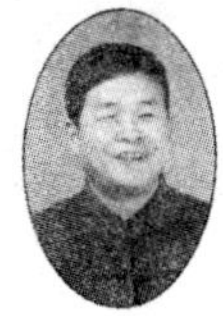

去做一件事。我就发现自己的心太散、太浮躁了。急于求成,想一下把所有的事情都做好,有严重的强迫症,最后,自己跟自己过不去,害了自己的身体。所以,我也在慢慢学会放下,告诉自己,不必一次全做完、做好,要学会放下,一次就只做一件事,不要做着这个事的同时脑袋里还想着另一个事。我想,慢慢来吧,这么多年的性格,不可能一下改变,这么多年累积的病根,也不可能一次根除。所以,愿意慢慢让自己学会改变,也算是弥补这么多年对身体的伤害吧!

其实,我曾经找到过、体验到过一种无我无他的境界。那是在大学的一个小阅览室里,大家都很安静地看书,我找来自己喜欢的《意林》《读者》《青年文摘》,一看就忘记了周围,那种状态我特别喜欢、享受,很舒服。之后,毕业了,就再没有体验过了。现在想想,或许正是自己的心不静了,又或许是没有找到自己真正喜爱的并且全身心投入的事情吧,所以很难达到那种忘我的状态了。

回来了,烦恼也多了,家里人一直催我生孩子,

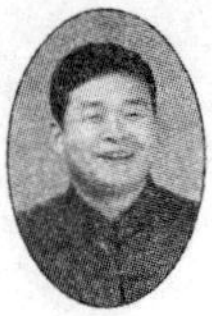

我深知自己的身体还有问题，所以内心还是抵触的，不知道如何跟家里沟通，又不想告诉她们实情，让她们担心。好在这次三月一号来了月事，虽时隔三月，但能来已经很开心了。想到您那句让我深深感动的话语，让我不要客气，有什么事尽管开口。那一瞬间，我真是有一种上天终于看到我的诚意，怜悯我了的感觉。有您指导我如何去化解一个个问题，真的很感恩，于是，我就想着如何回报您的这份恩情。我知道您做善事从不要求回报，也正是这样，您的能量场才越来越强大。但我心里的心意还是想淳朴地表达一下。我是个音乐老师，突然想起 3 岁的一辰，她的灵性让我震惊。不知道您是否还记得我问她："爸爸的招牌动作是什么呀？"她竖起小小的大拇指说："养心山庄祝大家新年快乐万事如意！耶！"那一刻，我真是震惊了。小小年纪如此有灵性，记性如此之好，这也正是您和师娘的福气啊！

记得我教一辰唱过《三只小熊》，我觉得她嗓音条件挺好的，其实很想教她唱唱歌，跟她一起玩耍，因为，她的快乐也带给了我快乐。于是我想起我最

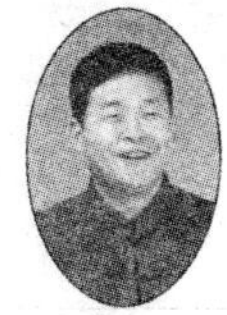

喜欢的一张专辑《幸福的孩子爱唱歌》,就是盒子里的这一张,它是台湾著名的风潮音乐公司发行的专门为孩子打造的一张专辑,里面每首歌都很棒,还有故事,希望一辰能喜欢,也希望这张专辑陪伴她走过最幸福的童年时光,为她打开一扇爱音乐的窗。

对我现在的学生,我也教了他们唱这首歌,他们都很喜欢。对于我现在的工作,我的心态也比以前好了很多。过去曾经有过厌倦,想逃离,但现在,每天我都满怀幸福、感恩走上讲台。课堂上,我越来越享受、幽默,经常和孩子们一起发自内心地哈哈大笑。偶尔,我还给他们讲讲养生的知识、生活的常识,不求他们都记住,只是希望他们少走弯路,让他们健康快乐地成长。

现在有的孩子有什么不舒服都会问我怎么处理。有一次,我教一个小男孩如何处理头疼问题,就是您教的敲手关节的方法,全班同学都跟着一起做,那场面真是有趣极了。对于他们的管理,我也更多的是引导,无为而治,放手让自主性强的孩子去管理和帮助其他弱一点的孩子,并给予他们及时的表扬

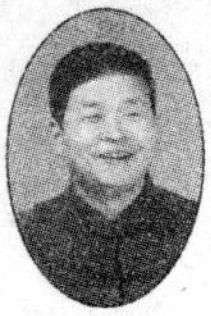

与奖励,效果还不错。或许,这一切都只源于离开任之堂那一天您对我说的那句:回去好好工作。

我想说:老师,我做到了,当我对这个世界充满爱,对大自然、生活充满感恩的时候,爱也包围了我。我也教会了我的孩子们,要热爱生活、热爱身边触手可及的大自然,多去与大自然相处,去拥抱它,发现它的美。

生活是用心去感悟的,以前觉得物质的好就是衡量幸福的标准,现在把这些看淡了,反而觉得内心充满了幸福。

感谢我生命中经历的每一次病痛与挫折,它教会了我生命中什么最重要,让我不断成为更好的自己,成为让自己更喜欢的自己。

想说的话太多,期待暑假来山庄跟您继续聊天学习,最后祝老师一家幸福安康。

杨梅子 敬上

丁酉年 癸卯月 戊戌日 癸亥时

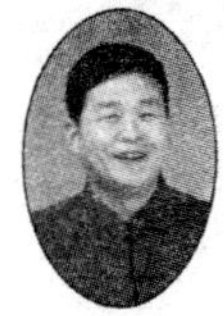

随笔:非科班出身者如何运用自己所学的知识

山庄的桃子成熟了,我们劳动完后,会在桃树间散步,找熟了的桃子,用泉水洗净,咬一口,格外清甜。在桃树下,余师看着桃树有感而发,想起在任之堂,还有网络上交流的许许多多非中医学院学习,及非中医科班出身的爱好者,对中医的坚持。大伙儿闲聊时分享了这么一段心里话,我整理出来,或许会对全天下的中医爱好者尽快实践中医有所启迪。

种过桃树的人都知道:野桃产量不高,果农会将家桃的桃枝,嫁接到野桃树上,嫁接以后,野桃当年就可以挂果。

有些野生毛栗产量很低,但是将家养的板栗树嫁接到野生板栗树上,当年就可以挂果,三年就可以丰收,收益也很快。但是,如果你栽种一棵板栗树的

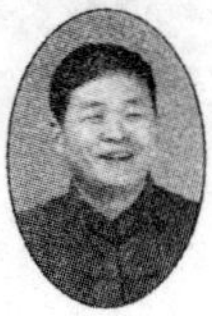

话，从生长到成熟到挂果到收获，则需要很长的时间，这就是农村的嫁接技术。嫁接得好，可以起到很快很好的效果。

现在我们中医发展的这个状态，就属于嫁接技术。许多人在中医行业里谋生，刚进来时，没有医师证、药师证，当不了医生，什么都搞不成，三四年过得很清贫，这期间没有任何收入，也不能取得成绩。如此这般自己吃不饱，家人也养活不了，还谈什么发展呢？

这时，就需要嫁接。最好的策划就是将以前学到的所有知识、所有经验都用上。如果将以前的修行、学识全部抛弃了，从头再来，则需要很长的时间，并且容易失败。所以，我们从嫁接技术中可以得到启示：中医爱好者想学中医，一定要找到切入点，将以前的知识都用上，将中医嫁接上去，嫁接好了，就可以起到很大的作用。

比如，一个农民想要学中医，怎么办呢？他特长是种地，就可以将中医与种地结合起来——种中草药。一边学医，一边种药。

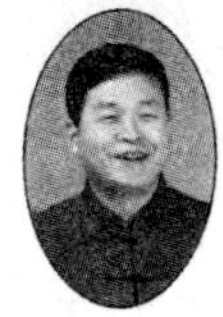

比如搞 IT 的,他可以将中医与 IT 结合起来。假以时日,他在 IT 行业里,既懂中医,又懂 IT,他就是高手,可以做得很好。懂中医的,进入 IT 行业,他又是很厉害的专家。这样结合起来,知识与实践能够衔接,所学才算完备。

就像油麻菜说的话,在摄影界,大家都不太懂中医,他对中医最了解;搞中医的,大家都不太懂摄影,在中医界,他的摄影就是一流的。

这就是嫁接的技术。

我们要学会嫁接,最大限度利用所学与资源。

如果中医爱好者懂得这个嫁接技术,就可以将以前所学的知识与阅历同中医综合起来,这样很快就能上手,对自己有好处,对中医的发展也有好处。

中医发展需要各行各业的人才,也就是说,各行各业都可以嫁接进去。

就像炒菜的厨师,学中医可以搞药膳。

想学中医的裁缝,可以将中医与传统文化结合起来,与四时养生保健结合起来,在服装上做文章。

这里面有广阔的天地,不应存在“我中医学得很

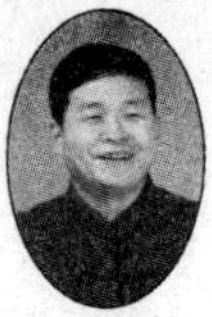

苦，学了七八年，什么都没学成，又不能看病，老婆孩子也养不起”这类的抱怨。各行各业的人才，都可以加入到中医队伍中来，为人民服务。

这段关于嫁接技术的思考，分享给各位中医爱好者和中医同仁，希望大家一起努力，都为中医事业做点儿贡献，将老祖宗留给我们的宝贵财产发扬光大。

灵素整理

2015.06.10

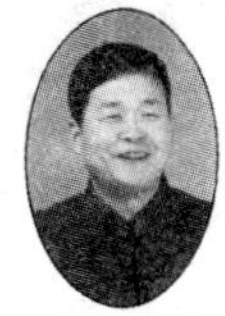

随笔:李德恒老师——我的国学心得(上)

2015 年 7 月 4 日,来自十堰二汽东风四九厂的李德恒老师,为任之堂养心山庄带来了一场非常精彩的国学分享交流会。交流会上,李老师从自己学习传统文化时,对自我知识体系的梳理开始讲起,在一次次有趣的“咬文嚼字”中让大家接受了一次传统文化的洗礼……

一、国学之于我

李老师稍做个人简介后,打开 PPT,说道:《易经·系辞》里有句话,叫“书不尽言,言不尽意”,它实际上是在告诉我们交流的局限性,既然语言文字终究难以“尽意”,我们也无须太过执着表象的“尽意”,只需力求存真即可。就我个人读经的体会来说,读经除了适当的、必不可少的背诵,更要注重对经典的理

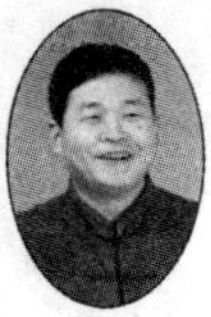

解和其现实意义。我个人和国学是什么关系呢？我自己的定位是一个国学的传播和践行者。

二、我的国学体系

我的国学体系按时空顺序，大致可以分为三个阶段：以河图、洛书和伏羲的先天八卦为基础的初始阶段。

以仓颉造字，汉字的发明诞生，也即原始人类上观天文，下察地理，中寓人事，而发明象形文字，记录人事，为发展阶段。（编者按：汉字的产生是汉民族祖先在长期的社会生产中，由结绳记事到观察天地自然万物，类比取象，画图记事，慢慢演变而来，实际仓颉只是一个代号，并不能说造字的只是仓颉一人。）

由周文王画后天八卦，演绎《周易》，到孔子解说《周易》，后世诸子百家以阴阳、五行为工具，以内证和因果为逻辑参证，演绎出各门各家的学说、学术和学问，为高峰阶段。

国学最显著的一大载体就是诸子百家具有代表

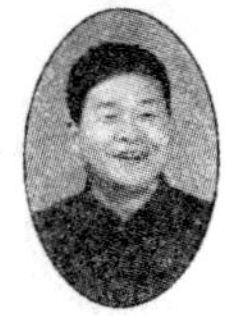

性的经书,经书经书,顾名联想,有经书就有纬书。经,是织布机上竖着拉长的线,是一匹布的框架,一旦拉出,就固定不动了;纬,是填充经线所拉框架的线,是不时变动的。经书就像经线一样,它的框架、思想和内容精要,一旦确定,就恒定不变了,因而叫“经书”。而纬书就是那些流行的、容易过时的、快餐阅读的东西,就像现在的报纸期刊、畅销书籍等。当然,古代由于写作工具、出版设备等各种劳动生产效率的局限,导致古人各个时代的纬书,远远少于现在的时代。上面讲的,是我们对“何为经书”应有的一个基本常识。

在我的认知里,国学的这三个阶段,其实也反映了社会人心的变迁,正如老子所说,“失道而后德,失德而后仁,失仁而后义,失义而后礼”。到后来不得不有法律,有法家的出现,依法治国,其实都是在讲社会物质文明进步后带来道德退步的负面东西。

下面我再给大家分享下从我读书“解读”的一些汉字中看传统文化、国学经典的变迁。

三、从汉字的简化看传统文化精神

我最初读《易经》的时候，看到类似“天一生水，地六承之”这样的句子，往往不太能够理解。后来才发现，除了知识结构和阅读深度的问题，造成自己无法理解或理解偏颇的另一个重要原因便是汉字简化带来的字义丢失。我们中国人的老祖宗们，都是惜字惜纸，敬字若神的。比如古代的繁体字“愛”，里面有个心，现在的人嘴上说爱，心里却没有爱了，所以“爱”字里面心拿掉了。再看古人写“親”字，要见面才能“親”。现在的网络客服，人面儿还没见到，先来一句“亲”，这里面又有多少真情实意呢？

随着我个人阅读经典的深入，我还发现，很多最初自己无法理解的东西，经过比较研究和规律性发散联想，最后总会有不一样的收获。这里再分享一些个人解读文字的经验。

比如，《易经》里代表山的那个艮卦，什么是艮呢？最初单看这个字，我也会犯糊涂。后来有朋友对我说，艮字嘛，就是“有眼无目”，我一想，对啊！

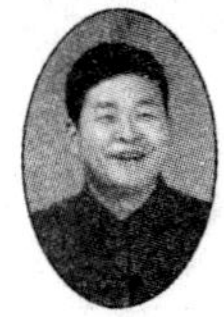

像“恨”字,心里有座山,堵得慌,才会恨啊!所以中医里有个说法,“大病之人,心中有恨”。雷同的还有“恳”字,心能够沉到山里来,所以诚恳。就像大家能够聚到养心山庄来,也都是因为内心诚恳,如果心不诚恳,怎么会到山里呢?

随笔:李德恒老师——我的国学心得(下)

像“忙”字,就更好解释了,心亡为忙嘛!所以大家不要动不动就对别人说自己很忙,那要不得,那样恰恰说明你的心亡了,没了感知,所以你才会忙。

还有像“安全”这两个字,过去的农村人讲,家无女不安。女子对一个家庭而言非常重要,这个家庭里面一旦缺少了女子,就会不安定。那什么叫全呢?一群人在一起,如果其中缺少了一个王,那就不全了。人无王不全嘛!有女又有王,才安全啊!

古人这样象形造字的例子非常多,比如“伏”字,左人右犬,就是人像狗一样趴着。再比如,患、忠,口合一就是中,一心二口反而成祸患。

还有汉字“鼎”也非常有意思,火通过鼎将热量传给水,水才能够沸腾,鼎中的食物通过火的热力和水的作用,才会煮熟,才会发生质的变化。如果没有

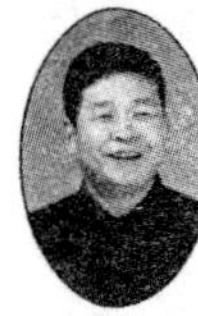

鼎隔在中间,就会水火皆亡,所以《易经》里面就有一个鼎卦,就是取革故鼎新,形成新的变化之意。

四、我对“阴阳、五行、八卦”的粗浅理解

什么是阴阳呢?我个人认为,从名相的层面来看,阴阳就是一个一体含二的概念,所谓“孤阳不生,孤阴不长”。阴阳是相互对立又密不可分的统一体,五行其实是一种对自然规律进行的哲学概括。一些研究五行的人,难免会过度依赖五行分析,从而落入迷信,因为迷,进而迷信。

再来简单地谈谈《周易》里的八卦,实际上,易经中的八个卦与节令也是相对的。震为雷,雷以动之,是惊蛰;巽为风,风以散之,是春分;坎为水为雨,雨以润之,就是雨水;离就是阳光,日以煊之,就是夏至。还有艮以止之,就是大小暑;兑以说之,是立秋;乾以君之,是霜降;坤以藏之,就是冬藏。

伏羲的先天八卦,是描述地球自转。文王的后天八卦,则是描述地球绕太阳的公转。所以有人创意说“做一个背心,前面画先天八卦,后背画后天八

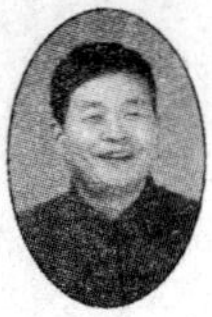

卦，这样整个周易都在自己身上了"，这也不妨当个笑话。再比如《易经》中的泰卦和否卦，乾和坤所处的内卦、外卦的位置，为什么会有这样的不同？都是有门道的。还有离下坎上的既济卦，坎下离上的未济卦，都值得我们反复琢磨。

今晚的演讲就到这里，谢谢大家的参与聆听！

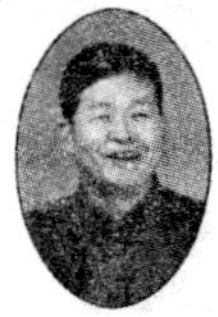

随笔：闹磨豆腐静参禅——有感于“任之堂养心山庄”

结识任之堂余老师，缘起于2013年买了他写的一本书。从那时起每天关注任之堂成为我的必修课，我的床头也就摆满了任之堂出版的各种书籍，《医间道》《万病从根治》《跟诊日记》……凡是任之堂出的书，都会尽悉买回来，潜心学习，拜访余老师已成为我心中的梦想……

幸逢九月三日小长假，驱车五个小时，终于来到了心向往之的湖北十堰“任之堂养心山庄”。山庄依山傍水，从大门两侧楹联“闹磨豆腐静参禅，闲采灵芝忙种地”，已淡淡地透露出余老师的心灵和修为。

山庄院内瓜果蔬菜香气扑鼻，紫苏、灵仙数十种中药使人顿生对中药、中医的敬慕和爱戴；一幅《清静经》壁文，引人注目，成为山庄的灵魂；偌大的放生

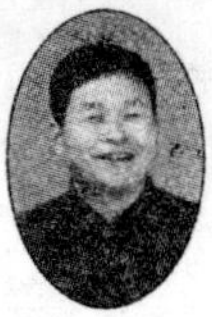

池，鱼翔浅底、蛙鸣悠扬，山坡石崖流出的泉水飞流直下，注入放生池，潺潺水声更加映衬出山庄的清静；三只小狗不时地向各位客人摇动着尾巴，表现得十分友善，轻缓空灵的音乐使人的心灵宁静、轻松。

此行我共三次看见余老师。

第一次，当天下午四点左右余老师一到山庄就蹲在地里栽白菜苗，我向余老师打了招呼，他和蔼可亲，满脸堆笑，完全沉浸在菜苗和种地的愉悦中。这恐怕是余老师“半医半农”的见证，此刻，我感觉到山庄每一棵绿油油的生命，都倾注着余老师“医与农”的拳拳之心。

第二次，是我预约余老师门诊，近距离地接触他。其间，我说我是老师，他就问教啥，我说教小儿推拿，他就笑呵呵地说，让我给大家教一式半招，我说明天要走，他说就安排在今天晚上，便拿出手机通知山庄管理人员，安排我晚上讲课。我一时发愣，不知该说什么，我想这就是余老师“海纳百川”的情怀吧。这时我突然明白了山庄墙壁上画的那幅“地山谦卦”的含义——地中有山，仰高就下应该是余老师

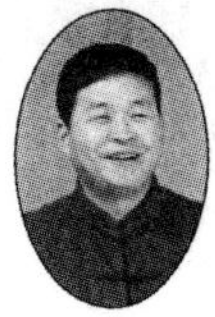

的为人吧。

第三次,是第二天下午,余老师开车送来了为山庄客人熬的中药及山庄生活用品,看着余老师亲自将东西一件件卸下,搬进屋子,又匆匆离开,这就是“养心山庄立志文”中“家务多勤做,冷暖莫贪床”的真实写照。

古人云“文如其人”,读余老师书,见余老师人,这句话用在余老师身上再也恰当不过。

此行我在山庄共待了三天。

我在山庄感悟到了——静、敬、净、竞。

这里的“静”是以《清静经》为灵魂,每个房间都放着《清静经》竹简,早晚必读,饭堂书写着“止语”,壁文题有“人能常清静,天地悉皆归”的经文。

这里的“敬”指每个人发自内心的对人的尊敬,对每位客人关心备至,远迎远送,使客人驻足留恋,依依不舍。

这里的“净”是以向善、善待生命为主题,余老师路遇待杀的兔子,掏钱买回放生山庄,收养几只受伤的流浪小狗,建有很大的放生池,倡导素食的生命

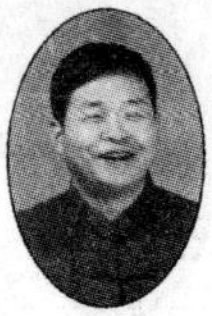

理念。

这里的“竞”是以勤劳、生命在于运动为主题。每天早六点诵经、站桩、练功，中午爬山采草药、劈柴、用柴火烧水，下午种地，晚上上课学习、诵经、打坐……一派“万类霜天竞自由”的景象。

是啊，人生有闹也有静，人生有闲也有忙。只有“任之堂养生山庄”的“闹磨豆腐静参禅，闲采灵芝忙种地”才真正算得上是大智慧、大修为。

我敬慕余老师，我也会重返“养心山庄”。

王淑英　任之堂

2015.09.22

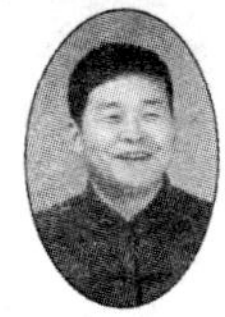

随笔：养心在路上

与余老师、与养心山庄的缘分着实要感谢这几年的疾病与苦闷。

疾病之痛已经无法用一句话来描述，在看似顺利求学、工作、成家之后，还未容我喘一口气，生活的潘多拉魔盒就瞬间打开，飘飞出各种人间滋味。确切地说，从2011年起，生活准备加大考验我的力度，母亲重病（心痛）、女儿无人照看（心焦）、工作任务繁重（心累），很快，头晕乏力、眼干眼涩、胸闷气短、喉咙异物感、乳腺纤维瘤（或增生？至今不知何物）、胃酸胃痛、面色萎黄等症状就接踵而至，且每天睁开眼都有新的症状。从此，西医院、中医院入入出出，尽管如此，病痛半分没得减轻，人也变得愈加焦躁抑郁，唯一觉得生活还得继续的理由就是我的孩子，除此无他。生活如此戏剧化，无法理解自己从生活的宠儿一下跌落至求生不得、求死不甘的境地，何其悲凉。

在诸多药物的作用下，我的身体明显越来越差，以致不敢继续用药，很长一段时间迷上了保健品，从美国代购了诸多花里胡哨的瓶瓶罐罐，心情依然很差，脾气变得很坏，稍一不顺心就要像祥林嫂一样把所有不顺不快理一遍，以“增强”自己的可怜程度，真是一段不堪回首的岁月。直到去年5月份，老公从网上读到了余老师的帖子，直觉医术很神，抱着试试看的态度，我们6月底专程来到十堰，见识了排队挂号情形之壮观。余老师切脉之后开了6服药，返回西安，用药结束后通过微信希望余老师再次诊断开药，余老师说不见人不开药，碍于工作，没能再继续服用，但一直关注着“任之堂”。余老师当时切脉给我的结论后来越想越觉得靠谱，虽然症状多多，但根源应该就是一个，余老师可谓一眼望穿呀。再加上我们俩都喜欢中医，家里也买了很多相关书籍，《易经的奥秘》《黄帝内经》《本草纲目》《从头到脚说健康》《腧穴学》，等等。“久病成医”呀！虽然没能彻

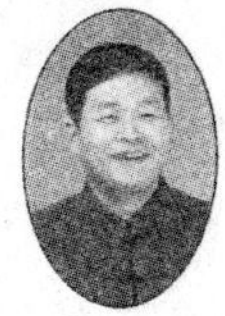

底解决我病怏怏的难受样,但心情不再那么不受控了。可能时间是最好的药,经过 4 年之久的人间地狱,我还活着,就证明还有拯救的可能,也开始慢慢积极起来,不再自怨自艾。

今年 6 月,福音再次传来,养心山庄营业了,微信上看到这个消息,很振奋。半年的工作真的很劳心,一开始的想法是趁假期能边吃药边疗养,山里空气还好,于是开始规划行程,8 月 6 号动身出发,经过 4 个多小时的高速,又经过山路十八弯,终于到了山庄,大门口的太极阴阳图一下子让我敬畏起来。很幸运,刚来就赶上余老师和大家在收土豆,一片自然风光。可刚下车进院子,就有浑身被水包围、湿气太重的感觉。可能由于身体差,再加上从燥热的西安而来,说实话,心里不免有些许的失落和不安,想着在这么大湿气环境里吃药能行吗?

接下来的日子,顾虑几乎消失,被水包裹的感觉也可以忽略不计了,大家都深有体会,很安静很平和。原本想着能踏踏实实吃药看病的,后来复诊吃药却成了最不关心的事了,甚至会因为复诊错过爬山而心生遗憾。在山庄的日子，读《清静经》、站桩、练功、扫院子、学习太极拳、爬山、劈柴，虽说还是虚弱，但从小就有的坚持的能耐，使我每次都没掉队。感谢这个宽容、平和的大环境，让我站桩站得这么坚定、扫院子扫得这么开心。这要是在西安，哪有这样的机会，哪有这样的情境？从未摸过柴火的我竟然把一堆柴火截成小段，一堆堆的，看着真有成就感呀！

“中医的最高境界是养生，养生的最高境界是养心。”其实，一直以来我是个十足的宿命主义者，以为人的命运从出生的那一刻就决定了，譬如，我的父亲，常年劳作，也不忌讳喝凉水、吃凉东西，老人家的胃半点毛病没有，可有的人很注重保养，却免不了疾病找上门。以前我一直以为是命运，认为人以哪一种方式存活或离开都是命中注定好的了，可现在，好像开始动摇了，开始审视这个“心”了。没错，我的父亲就是个不拘小节、心宽、不太爱操心的人，这些难道就是他身体没大毛病的主要因素吗？是不是意味着“心”很清静呢？据《易经》解释，命运不过是一种

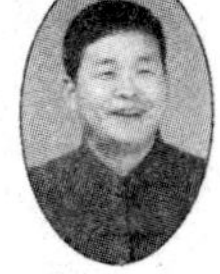

自然规律,顺应了或违背了自然规律,命运所归已然在心中了。

相反,这几年,母亲的病痛我无能为力,痛心悲伤,工作上为做出成绩得到认可而深耗心血,孩子更是让我操心劳心,我的心被日常琐事扯得七零八落,身体跟着风雨飘摇,稍微一有风吹草动,整个心就冰到极点。原来害怕母亲哪天离我而去,后来害怕自己走到尽头,经常看着女儿默默流泪,从此落下了心悸的病根,更是怕东怕西,坐电梯怕晃、坐飞机怕颠簸、住宾馆怕声音,直觉已经无可救药。我的心,太累太不清静了。

这几年,除了心不清静,心还封闭,不愿见人,不愿说话,不愿交流,现在想想真是后怕。好在老天眷顾我,让我还能有机会走出这段阴霾,重新审视我的未来、我的身体,更重要的是我的内心。在山庄的日子,一直在学习,在讨教经验,也遇到了诸多不吝分享的友人,或趣事或经历或提点,都使那段日子平静而丰富。

快离开山庄时,灵素与腾飞要求我们做些分享,

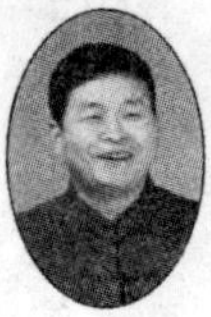

非常惭愧，没敢班门弄斧，我们目前更需要的是韬光养晦、沉静内心，再有机会去山庄，希望用我们更好的状态给大家做一现身说法。

在此，感谢余老师，使我在浮躁、抑郁、病痛之后看清了生活原本的样子和方向，以前直觉您不食人间烟火，看了你的传记，竟然有种穿越之感。感谢山庄这集天地灵气的宝地，感谢山庄所有的工作人员，感谢山庄里遇见的各位友人，希望咱们都能有越来越好的状态，越来越好的身体，越来越清静的内心。

杨丹于西安

2015.09.23

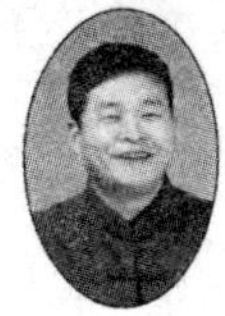

随笔:上瘾

自从八月份离开山庄就一直想再回去住住,虽然别处也有山,但在那些地方自己只是观光客,只有在养心山庄才能找到闲适的家的感觉,更不用说还能闻道,结识那么多好朋友,学到那么多东西,总之,对山庄的生活有点上瘾。

瘾是一种病,是病就得治。不过这毛病就不劳余老师开药方了,买张火车票基本就能痊愈。

九月底,把放不下的工作和电脑塞进背包,拖上行李箱,牵着儿子上了西行的火车。22 个小时的路途,并未把我从工作状态中抽离,直到出了十堰站,才突然意识到离山庄只有十千米了,巨大的幸福感从天而降,心里乐开了花,比捡到金子还开心。

下了车,熟练地推开山庄大门,轻车熟路地到办公室报到。总是发各种图片“勾引”我们的灵素

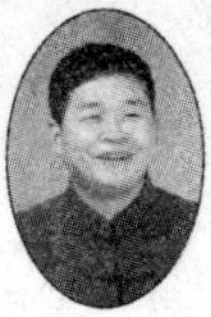

“孕”味十足了，丹清说话还是那么风趣活泼。放下行李，迫不及待跑到厨房，周师傅正在带领大家烤月饼，热热乎乎一屋子人，月饼滋味当然一级棒！文君还是萌萌哒，看到他就想起文君炒饭。腾飞还是乐呵呵的，为了满足群众的口腹之欲，最近总是上山爬树摘各种果子，成为被群众拍摄最多的山庄老师，就快成为偶像派了。龙生骨折的手好了，武艺更加高强，是儿子的偶像。

正是下午四点多光景，余老师毫无悬念地正在地里劳动，这次看起来好像比八月份白一点，还是那么神采奕奕。余老师讲话直白朴实，总能用最简单的话说清楚最复杂的道理。病人听了他的话，不吃药病也能好一半。作为一位优秀的医生，他更像一个地道的农民，种得一手好庄稼。不过据说他的学生李科更加厉害，在山下搞自然农法，为山庄提供有机蔬菜，即使是地里的杂草他也一棵都不让人拔，即使是余老师也不行。

到山庄转了一圈，发现桂花开了，紫苏不见了，本来种马齿苋的地方种上了白菜、萝卜，长势喜人。

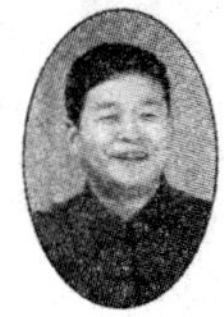

最欣慰的是,八月份填土的荒地也种上菜了。

晚上因为兴奋反而有点睡不着,枕着秋虫的奏鸣曲,想着山里的植物和庄稼在薄雾的夜色中慵懒地伸展着枝叶,静悄悄地生长,心中充满了喜悦。

爬山是每天的功课,每次进入密林的那个刹那会感到山的某种气息,不仅仅是气味,还有说不出来的舒畅感,这种感觉稍纵即逝。爬到后面两天,感觉来了,觉得自己踏在大山上的每一步都得到了山的回应。它无私地包容和养育了那么多的植物和动物,从不索取,从不抱怨,默默地忍辱布施。虽然我们每一个人都是大地的孩子,但对于它所给予的一切却从来不觉得珍贵,在它的怀抱中而不自知。在城市里,住的是高楼,出行是现代化的交通工具,到处车水马龙,有时也钻进地底,为的是搭乘地铁,几乎忘记了自己与土地的关系。偶尔节假日去公园消闲,而公园就像大地的一个盆景,身处其中又如何能感受到大地壮阔的胸怀?如何能触摸到大自然的节律?

养心山庄这几日连续爬山让我体悟到山对我每

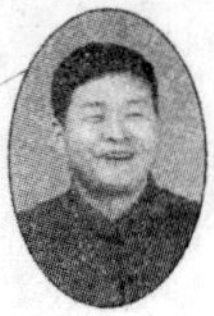

一步的回应，当我闭口不言、专心爬山的时候，大地的回应是如此清晰，心中油然而生对山的崇敬和热爱。其实大地一直以来都在对我诉说，可惜这么多年来我居然什么都没有听到。体力和精力都在这种回应中恢复得神速，每天走路不自觉就会跑起来，上楼梯总是三步并作两步，浑身充满了力量。

干农活是山庄特色。有一天，在余老师的带领下铺药渣，药渣是肥田的好材料，余老师特地从山下运上来，沤成肥料，那味道当真是臭不可闻。拆开蛇皮袋，抖出药渣，空气中便升起一股白烟，数不清的蠕虫一堆堆扭在一起，见到之后整个人顿时都不好了。腾飞乐呵呵地说，臭味闻了强肾，沤过的药渣润肤，比啥润肤露都管用。余老师也赞美药渣，说药渣养活了这么多的虫子，说明无毒无害，通过了西医的生物化学检验，连狗都要吃。大家一边干活一边说笑，闻着臭味润着肤，看了白烟看虫子，十分愉快。

烧水在山庄是件大事，自己虽然有过成功的记录，但大多数时候还是要借别人的火。终于明白为什么老家说生火叫“斗炉子”，那可真是个和炉子的

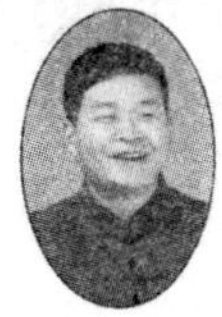

战斗啊。有时候几个经验不足的小伙伴们在一起群策群力,热热闹闹地瞎忙一阵,最后八仙过海各显神通,才把水烧开。斗炉子的时候常常迷了眼睛,涕泪横流,更不用说满身的烟火味了。洗过手一闻,手上还有烟火味,挺好闻的。

清晨,静静地站在山庄池塘边,环抱的群山汇聚而来的天地能量,会同山庄的率真之气、浩然之气一起灌注、沐浴到全身,暖洋洋的。希望我可以把这些能量带回上海,分享给更多的人。

离开山庄的日子近了,清楚地感觉到自己的老毛病又犯了:上瘾。坏了,似乎比来的时候还严重。弱弱地问一下:小伙伴们,这个病能根治吗?

夏济芳

2015.10.06

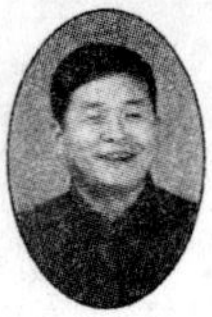

随笔：疾病是灾难，也是教育

人生走进五十岁时，我真切地感受到了力气——那个一直看不见摸不着的东西，听到了它远离的脚步声，懂了那是怎样的一种存在。

2014年的毕业季，一名安徽籍毕业生在返乡途中给我发来一条短信："老师，您快去买《一个传统中医的成长历程》，我从邻座手中看到。"这女孩是个中医爱好者。很快，这本书将我带进了任之堂更多的书里，最终将我带到了十堰，今年暑假我给自己安排了35天的疗程。

我刚来的时候，脸上布满了红包（由轻至重已有两年多），除了眼窝和额头，其他地方就像一碗红豆子扣在了脸上；口渴，大杯喝水也不解决问题；胃好像有个盖子，两年多来永远堵着鹌鹑蛋大小的一个东西，食物下咽时感觉要慢慢挤过去；长期便秘；偶

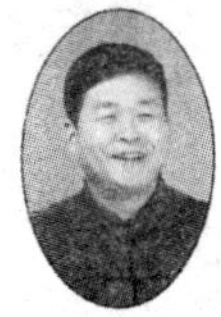

尔脸肿,心脏经常弱弱的,做一点事就累,有时只上一堂课也会后心痛;更年期的各种不适已折磨我两三年,还有严重的五十肩。

我尤其要说一下这个五十肩,我最初的感觉是肩部气血“唰”一下退到了腋窝的位置,肩变凉了,后来不知什么时候左臂开始抬不起来了,慢慢衣服也脱不下来了,侧平举只能举到离体侧约半米的样子,抬举时上臂里面已经粘连成板状,肩缝冰冷有如冻住,每晚要垫上热水袋才比较容易入睡,半夜又会凉醒疼醒,这样的睡眠状况持续时间长了就觉得心脏难以支撑,生活极其痛苦。

母亲先我一月而来,下车就诊都已安排好。“半夏泻心汤。”余大夫边号脉边说。从诊室出来后,母亲就赶紧将我推到一位四川达州来的庞医生面前,让他看我的肩周,母亲的肩就是庞医生一针扎好的,她说庞医生后天就返乡了。庞医生让我抬臂看看,其实那时我做任何动作都很费劲了,尤其是背手,要忍痛慢慢背过去,手也只能在腰以下水平摆动,往上抬的话手根本不听大脑的指挥,就像不是我的手。庞医生边点按边询问，又号了脉，跟我母亲说："阿姨，她的情况比较严重，不能像你一针就扎好。"母亲连连说："碰到就是福气，扎一针是一针吧。"

庞医生临行的那天早晨还来诊所扎了针，说我气血太亏，吃这里的药就行，恢复肯定没问题。三次针下来，上臂的粘连松开了，分解成各自独立的条索状，手臂活动范围大了一点，手在背后敢带着胳膊吃力地往上够，感觉自己的手回来了，能受意识支配了。虽然左臂动起来仍然很紧且痛，我还是异常地欣喜——为了这肩周，大半年来我每天的行动都小心翼翼，不要说拎东西、推门，有时手臂稍微摆错一点方向都会痛得直哭，好多次因为小小的失误，一个人从办公楼一直哭到家，已经无法顾及路人的侧目。治疗带来的任何变化，对我来说都是新生的开始，我心里充满感激。粘连松开后明显看到肩部已经严重变形，受庞医生委托，一位年轻人接续了后面的治疗，母亲介绍说他是小谢。

接下来就是余大夫那里三天一复诊，或原方或

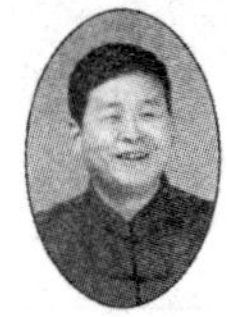

换方吃汤药,小谢医生每天一次扎针治疗,剩余时间我在宾馆自己做艾灸,希望利用夏天好好驱寒健体,为医生的治疗创造点有利条件。随着治疗,我的便秘开始有所缓解,胃的堵闷感也逐渐在松动散化,肩周在慢慢好转。这一切似乎都在预示我:种种不好的症状会只减不增,只是需要时间而已。我开始宽心起来。但接下来的情况并未如我所想,八月初胃的堵闷又隐约重来,脸肿手胀得厉害,眼肿有时如蜂蜇过;脸上的红疹开始变得严重,看起来血色欲滴;又几天不排便,每天吃进去的饭菜都变成了毒素堆在身体里。复诊时让余大夫看脸肿的样子,余大夫说:“哪里有肿?没见啊!”下午取药,见道长在廊下看书,心想,说一句也不会累到,就又与道长说,道长抬起头淡淡地说:“这不挺好嘛。”

从他们的态度里,我能读出“患者止步”的意思,哈!那就挺好吧!医生的道理我不清楚也不必清楚吧,除了如实汇报病情,我也就乐得去做自己的事了。谢大夫的针逐渐变成隔日扎,带着不管的心态每天晨练、看书、艾灸,只是上下午两次伸拉胳膊的锻炼需要信心，因为能承受的幅度很小，一周之内也觉不出锻炼幅度的变化，似乎都在原地踏步。我有时疑惑，但仍然鼓励自己：病去如抽丝，任何急躁都要不得，不要再度愚蠢。

几日后又开始出现严重的心慌，慌到有飘忽不定的感觉，心如透明柔逸的水母空灵地舞着，夹杂着隐隐的痛，没有着落地悬着。余大夫开始问了："还慌不慌?""今天还慌吗?"有医生的关注我就放心等待了。人一旦静下来，就能感知到身体的需求，我体会着心脏的不适感，让自己的起卧呼吸都顺着这个劲儿来，安静地旁观那水母的曼舞，感受它的空灵和摇曳，接纳心痛的感觉，不做任何对抗，也不忧虑抱怨。这也是我多年在无奈中练出来的本事，我坚信只要放平情绪就能避开很多危险。大约一周左右这一状况开始好转。

不针灸的日子我会在一边看医生诊脉，一位来自辽宁石桥的赵大夫看我坐在旁边，忙完患者就拿了一个凳子放我面前，说："不针灸了？来，我帮你看看肩周。"啊，看来即使不搭话也什么都逃不过医

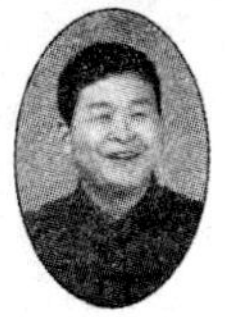

生们的眼睛。

赵大夫开始帮我按摩，专业的手法使我拘谨的肩臂得到有效的伸拉，赵大夫一边按摩一边教我伸拉的角度、怎样使用瞬间的巧劲儿，等等，几次按摩之后，在赵大夫的指导和鼓励下，我好像忽然放下了什么，开始敢大胆地去尝试，锻炼的幅度也开始加大，把他教的各种动作运用到锻炼中，很受益。因为卧位的效果更好，后来小谢医生就每天到我们（对门是另一个关节病患者）住的宾馆来扎针。针灸跟锻炼不同，锻炼要忍住疼痛一点一点坚持，有的时候甚至需要鼓起很大的勇气，而针后患处则感觉轻松舒适。所以我们心里盼望小谢医生的出现，但又为他的辛苦付出而心存愧疚。受谢医生的影响，我渐渐认识到治疗时敛神止言的重要，开始逐步克服爱说话的坏毛病，静静体会留针时气动的感觉。

一日，奇迹来了，小谢医生照常在我与对门患友之间轮流扎针看询，我这次是在左侧下针。慢慢地，我觉得体侧开始微微发热，这种热感呈线状向上蔓延,上来后环绕肩缝一周又慢慢向手下行,最后手心发热微微汗出,气流经过之处都暖暖的……解冻了！我立刻意识到从此左肩解冻了,驻在骨芯里的凉可以消失了。我心里觉到了一股更大的暖流,像我这样体弱多病又敏感的患者,半生中疼痛几乎成了我的伴随状态,对病痛一点点的改善我都会视作珍宝,此时的欣喜真的无法表达。“好了,通了。”小谢医生一边往对门走一边说。

后面的时间针灸渐减至停,锻炼开始增加。我注意到了汤方里润肠的药,一切都在稳定地好转。一天下午在药房帮助捡药,旁边的患友问我:“咦,你怎么一下午都没有去厕所?”我回忆了一下,才发现不知什么时候喝完水不再马上去厕所了,而且,津液自然上达不再口渴的感觉也很舒服。一日,患友们坐在庭院里聊天,大家都说这里变化最大的是我,脸色比来时像换了一个人。八月末返程,我带了一周的药,母亲因状态很好半月前就不再吃药了。临行时,深圳来的张大夫笑着对我母亲说:“老大姐这一回去大家可都羡慕你了！来一趟十堰还

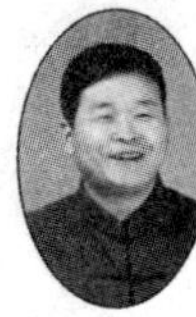

长个了。”确实，母亲的驼背变直了，母亲从心里感谢任之堂。

加上后来又邮寄的一次药，我回家又服了半个月的汤药，面部的红疹下去了，经过时间的考验，胃堵闷的感觉确实没有了。母亲回来后因保养不慎受了一场风寒，我又工作又照顾她睡不好觉，后来心脏也有些不舒服了，但是仍然觉得有力气，母亲康复后我很快就休息好了，身体的整体状况一直不错。邻居说，过去我走路的时候整张脸都向下垮塌塌的，现在像被人向上提起来了，有精神了。我每天坚持做杠上伸拉肩臂，有一天居然敢在单杠上双脚腾空吊一下了！那一瞬间我流下了眼泪，这一天来得太不容易了！每天的锻炼坚持得好艰难，很长一段时间里，我一站在单杠下面，心里就打怵那熟悉的痛，我需要深呼吸、放松，告诉自己：疼是昨天的事，已经过去了！清空昨日的记忆，从零开始。最疼的那段时间里，为了坚持锻炼，这种自己对自己的思想工作经常进行，如今终于看到结果了。透过眼泪，任之堂，任之堂的师徒们，也再一次出现在我的眼前……

回想十堰之行,我觉得它不仅是我求医的过程,也是我学习和修心的过程。在任之堂,医生要透过表象找出我们的病因,我们也要透过表象反观内照,发现自己致病的主观根源。一方面,把我们的可怜之处(病患)交给医生,另一方面,把我们的可恨之处(不健康的心态习惯)挖掘出来逐步克服。医患隔行但不隔理,用不同的方法却因循同一个道理,都在解救生命。太上曰"福祸无门,唯人自召",我们这个时代,疾病大多是我们的生活方式所招致,自己要负起反省和改变的责任,不能逃避。

在任之堂,我感受最深的就是余大夫师徒的慈悲心和中医职业的辛苦,我常为自己不能回报什么而愧疚。有些患者因为过于担心病情,特别希望大夫给他讲清楚目前怎样、接下来会怎样、将来预期如何,以及为什么用这药,等等,有的甚至还没有开始治疗就想问大夫能不能保证治好。这种心情完全可以理解。但是,在任之堂每天看到百十号的患者,时间久了,我还是更愿意闭上嘴巴,让大夫有精

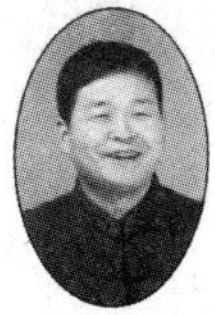

力顾及更多的患者,我们自身也免于杂念纷扰。这或许就是减少贪心、培养慈悲的开始吧?没有疾病或许我们就无法体会这一切。疾病是灾难,也是教育,是我们人生道途之应有,要智慧地去对待,哀伤和愤恨都无济于事。

任之堂,这个蓬门陋巷里的苍生医馆,给了我太多的帮助和启发,也让我看到了传统文化在民间的发展力量,看到一群为了梦想而奋斗的人,有这样的仁心和力量,任何灾难都断绝不了中华文化。作为回报,我愿意把他们的精神带到我所能到的地方。

孟庆艳

2015.11.07

随笔：忏悔录（一）

王凤仪先生说："忏悔，忏是坦白交代罪孽，悔是后不再造。一开始，忏悔不出来是正常现象，因为良心被邪恶的心给压住了，不知道自己有错，即使知道有错，也是认为怨对方，或者恨天怨地、怨社会不公，等等。当天良发现，心光照破无明黑暗的那一刹那，才知道从前一切皆非，都是怨我，是我错了。"

"现在人非常功利，不涉及自身的切实利益，就不肯改变。当自身或者家人有病苦，特别是患有现代医药无法救治的病，走投无路，才肯通过找对方好处、认自己的不是、忏悔改过、重新做人、改恶迁善，人变好了，病就好了。"

余老师为什么要建养心山庄呢？

因为许多人的身体病，是因为"心"病了。心病的原因，是良心被邪恶的心给压制住，不知自己有

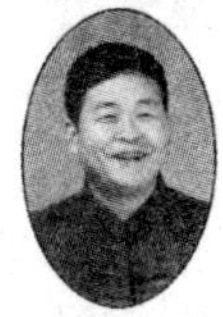

错,怨天怨地怨人。药可治人一时,但心病还需心药医,而总结忏悔自己的过失,改过,才能心好、身好。

征求过大家意见,都同意将自己忏悔改过的经历通过我们微信平台贴出去,引起大家的反省及思考……

C 君:小时候,我爸妈文化程度不高,印象最深的就是我爸妈经常吵架。

L 女士:我爸妈也经常吵架!

C 君:我妈是四川人,我爸是河北人。怎么说呢?他们两人相差 7 岁,我爸算是晚婚,我爸是 29 岁结婚,我妈那时候 22 岁。所以从我很小的时候,我爸妈打架就打得比较多。农村里的教育方式是怎样的呢?就比如说,我小的时候嗓子挺好的,就像现在一样,唱歌挺好听的。小时候唱歌好听,大人就总是夸你唱得好听,然后到各家串门儿的时候,就不断让你唱给别人听。小的时候,哪怕在外面玩儿也是一样。再比如说,割麦子、打麦子的时候,会把秸秆堆成垛,小孩在上面摔跤,看谁厉害,所以从小虚荣心就很强。

我记得我四岁的时候，我们家有棵桃树，在旁边垒了一个小屋，为了看着那桃树。有一次，突然蹿出来一条蛇，倍儿快！我当时不知道哪来的胆子，正好旁边有一铁锹，我抄起铁锹，啪啪啪，就把那蛇给铲成好几段了……当时，我爷爷也在，我爸爸也在，我爷爷就说，这孩子真胆大！他不怕这蛇。我虚荣心强啊！以后就打蛇，一直到我上初中，就一直有这打蛇的习惯，见了蛇就觉得自己胆大，他们不敢打，我敢打！

北京大姐：你看！这孩子做恶事就是给大人夸出来的。

C君：还有，你比如说，因为小时候村里穷，连白面馒头都吃得少，都是吃玉米面的，所以就导致小时候好吃。包括现在也是这样，控制不住自己的嘴，贪吃！总是想多吃！小时候我记得，我二姑是嫁到我们同村，他们家条件要好一点，每次上学、放学，都路过他们家门口，一放学不回家，先去他们家。那时候他们家有苹果，小时候苹果少啊！我就在他家树上

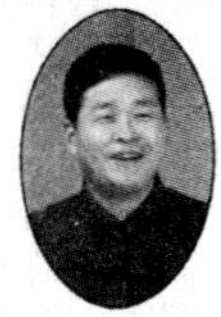

吃完了再走,左右衣兜里各装一个,左右手里各拿一个。

再比如,我爷爷奶奶他们是分开住的,也不与子女们一起住。因为我爷爷是一个人住嘛,他吃得就比较好。我记得有一回,他自己做了一罐豆腐,我当时嘴馋,就把他半罐豆腐都给吃了,当时那是这么粗的罐子,这么高。

还比如说,我记得自己上小学的时候,我在家闲得没事儿,就把我家喂的鸡,包括邻家的鸡,用针管抽出血来,要不就是兑点儿东西,给我家的猫注射进去。

就这么坏!那时候有摘梨用的大筐,就把那粮食放在筐底下,用装梨的筐子去扣那鸡,结果扣不上。我就扣我家猫,结果把猫的嘴巴给扣豁了,咔,就给扣豁了,那个时候已经上初中了,还特别坏。没事儿在家整那猫,喝了酒以后,把酒噙在嘴里,跟猫亲嘴,给猫吹气……

小时候真是干了很多坏事。比如,村里有一家人,说他家井里有个大海螺,小时候没有见过这东西啊！于是就往他家井里撒尿，想把那海螺给熏死……小时候就这么坏。村里有一个老人，他一个人住，那个时候，大家都还住的是坯房，我路过一次，就拿一根竹竿把他家的墙皮给捅两下，那墙皮就掉了，因为土坯松嘛！有一次正好赶上那老人在上厕所，我刚捅完墙，那老人提着裤子就追来。

等我上初中以后呢，还是经常恶作剧，比如掰别人家玉米棒子，自己家也有玉米棒子，不掰自己家的，不光小孩子这样，大人也是这样的情况。我小时候经常去别人家地里摘东西，比如刨人家花生，现在不干这些事了。身体脾胃不好，爱生气，肝也不好。

我上初中的时候成绩还算挺好，第一年期中考试，我考了年级第一，从那以后，就一直在年级里挺靠前的。为了学习，自己也挺争强好胜，吃饭的时候就晚点儿打，有时就很晚去打饭，在别人打饭的时候去学习。其实学习也学不了多少，我自己当时就知道，也是有点虚荣心，人说这孩子真好学……

北京大姐：看多刻苦啊！

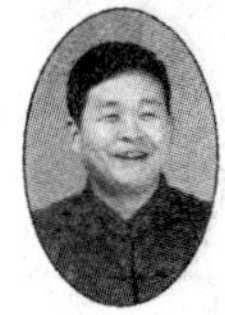

M女士:自己心里很清楚,但就要这么做。

C君:对!自己清楚,就是好胜心很强,但就是要这么做,导致后来脾胃也不好,我记忆力极速下降。本来我记忆力非常好,只要我感兴趣的书,整本书都能背下来,后来呢?还有一个最关键的原因,我这人从小就有手淫的习惯。这个坏习惯,真不好克服,包括到现在,也有这个习惯。这是最关键的一个,我后来找我自己的原因,一个是争强好胜,再有一个是虚荣心太强,心不清静。

不要把心绪都集中在病上,光想那个病,包括我到了现在也是这样,开始我跟他们讲课也是,给他们讲这个讲那个,其实我自己就很不清静,在药房的时候是这样,到山庄后还是这样。因为从小在农村,父母都种地,所以就不希望自己将来也种地,这其实是一个人生目标和方向的问题。小时候受家庭环境的影响,就觉得要过得风光点儿好。这就是虚荣心嘛。上初一的时候,我看了一篇文章,写的是人生使命,当时我记得特别清楚,有一段讲周经理"为中华之崛起而读书",当时很小,读的时候心潮澎湃,但是后来

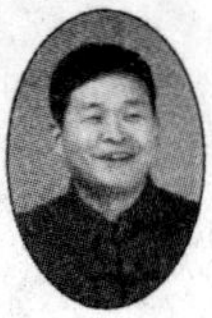

呢？再往后到了中考的时候，就想着要考一个好高中，上了高中以后，就是想考个好大学，再后来慢慢地就淡化了，就没有一个自己的目标了。

虽然学习成绩还可以，但从来就没有很用心地去学习，暑假作业从来没有完成过，真的，寒假暑假作业从小到大一次都没完成过。现在来到这儿学医也是这样，觉得自己真正用心学习、潜心读书的时候少，现在也是，还是静不下来。

后来我自己也在想，我说大家不要玩手机，少上网，我自己呢？虽然我每天早上也跟大家一起起来，白天也跟大家一起忙活，一旦我闲下来，也是扒拉手机。大家都知道我最近中医方面的考试没有通过，可能有人会说，是自己尽干活了，太忙！其实不是，看书这事，你只要想看，总会有时间看。就是心静不下来，看不进去。最初来的时候，在房间看《火影忍者》，看那些电视连续剧，后来呢？刚来任之堂的时候也看。写书的那个王蒋师兄，我记得他当时跟我说过，劝我不要看，我当时也是，确实就不看了。QQ、微信几个月没上，当时想，与其看他们的故事，

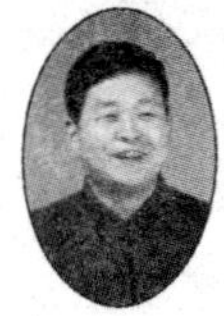

不如自己写一个自己的故事,但后来呢?一开始学的时候挺用心,干活也干得挺扎实,但后来慢慢地就懒了,松懈了。到了山庄之后也是,现在还看《芈月传》,看后就后悔了,一有时间又看,今天呢,我就一直坚持到现在,晚上没看,中午的时候也没看。我在想,不能再这么浑浑噩噩过下去了。

M女士:那能坚持几天?

C君:坚持几天不是最重要的,我在想,最关键的是得找到一个方法。我记得当时上大学的时候,看过《曾国藩传》,书里说我们每一个人,包括许多我们众所周知的名人,比如曾国藩,也老是在犯同一个错误,比如,总是荒废时间,没有目的。这部电视剧流行了看这部电视剧,要不找不到电视剧看的时候,看花边新闻,其实看花边新闻也没有多少收获,但就是没事,就是想看,你说看花边新闻有啥作用呢?但是还想看,消磨时间,就是没有一个自己的目标,即使是有目标,也实现不了,就是心不静。

后来我就坚持读经,读《清静经》,每天读,就像早晚课那样读。吃完早饭读,吃完午饭读,吃完晚饭

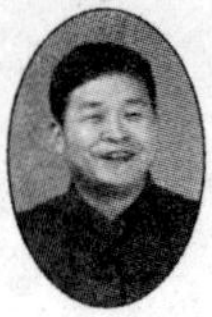

夜读，睡觉前也读。慢慢地，这样就会好。我这几天也坚持，吃完午饭以后，自己在屋里读经，还有一点，最主要的原因，确实是因为没有目标。我来药房，一开始目的就是学医。后来发现，药根本解决不了自己的问题，后来又想养心，但这养心又挺难。然后搞自然农法也没搞好，就是干什么也没干好，就像老师有时候旁敲侧击，提醒我们，要以道驭术，并以术来发扬这道。我要是一回家跟我爸妈说养心，他们肯定会反驳我，养心养啥，你连病都不会看，脉都不会摸，你连个方子都开不出来，你还怎么养心？后来我想，我学习为什么学不好？主要就是言行不统一。大学问家讲究言行必一，叫作“不二舌”，二舌就是说的跟做的不一样。

我来这学医的时候，我爸妈非常支持我，走的时候说，你好好学吧，包括每次打电话的时候也说，你好好学医。我说，行。好好学，要好好学，其实没好好学。后来我想为什么这样啊？因为对父母撒谎，这也是一种撒谎。你跟他们说好好学，其实没有好好学。他们觉得我在这应该是挺努力地工作，挺努

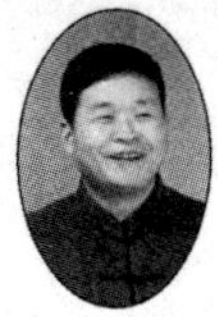

力地干活,其实也不是很努力,没把医好好学,我觉得我现在,其实就是在混日子。看着有些东西讲得很明白——其实讲得也不是很明白。可能讲得也有点儿东西,我就说,我属程咬金型的,自己也姓程嘛,就那三板斧,就那一点儿东西,包括每天晚上给大家讲课,其实就是反复地讲那一点儿东西,也没有什么新的。人说江郎才尽啊,总有倒完那一天。所以你得学习,还是学习学得不够,还是心不够静。怎么才能静心呢?就是一个人静下来的时候,要觉知自己的状态,就像咱们山庄的黄庭禅。你比如说想看什么了,想看电视剧的时候,想想自己到底是要干什么。你们晚上坐到这里的时候,我就很少坐到这里,一般都是回屋了,回屋后,要么就是读经,要么就看新闻,要么就看《芈月传》,我很少跟你们坐这儿。其实我更多的时候觉得读经更舒服。看那个《芈月传》的时候,当时觉得很舒服,看后就又后悔了,又看了,浪费时间啊!

M 女士:所以你的这个心老在纠结、挣扎之中啊!

C 君:再说手淫这习惯,每次手淫完了以后又后悔(某人大笑)。其实就是当时觉知这个状态以后,当时静下来,多读读经,我觉得就会好。

北京大姐:(忍不住笑着重复)多读读经就会好?!

C 君:我说了这么多,也没个头没个脑的。

M 女士:我觉得你说得蛮好!

C 君:其实就是……

S 君:(笑)忏悔!

C 君:其实就是跟大家说出来,督促自己别这么做了。人们都说,在下面的时候,看着我挺静,其实我不静啊! 表面上风平浪静,其实就像河水一样,下面还是暗流汹涌,就是这样。

L 女士:早看出来了……

M 女士:你很勇敢,我觉得。我要向你学习,真的。

大家:(鼓掌)非常勇敢!

C 君:我给大家带个头嘛! 确实是这样,很多人,特别是面对更隐私一点儿的问题,你比如说手

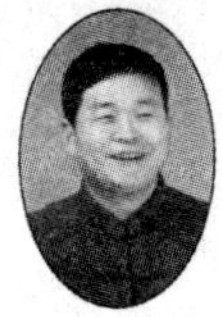

淫,确实是很不好。古人说什么?非礼勿视,非礼勿言……其实就是少看。比如看花边新闻的时候,有时无意地就想去翻那些画面,翻那些有刺激性的画面,就是那样,所以要尽量少看。我有一段时间,刚来药房的时候,手淫就明显减少,就是因为接触这些信息都接触得少,甚至连新闻都不看。你说翻那些东西到底是为什么?说白了,就是为了看那些东西。还有一个就是啊,长期手淫会影响前列腺,就是前列腺的地方会疼,有尿频的习惯,以后你就是减少了也不行。当时我看了一个方子,它叫金丹秘诀。它不光是对前列腺,对肾虚的问题,对肠道不好的问题,都有作用,就是一只手捂着小肚子,一只手托着睾丸,这只手揉九下,然后换成那只手揉,如此反复,每只手揉九次,一共八十一次。

北京大姐:那天我看徐文兵书里说,你要有这种感觉的时候,就用双手梳头,一直梳到发热为止。

C 君:我很多时候知道这样不好,就会反问自己为什么我会这样,连医也学不好。我来了快两年了,这医没学好,其他的东西也没学好。就说吃饭的时候，我每天都吃得很撑，控制不住，这也是一种定力不足。

S君：我也控制不住饭量，控制不住就吃多了。有时候觉得自己浪费了，自己炒的菜炒多了，得多吃点儿，有时看见别人剩了，就觉得要多吃点儿多吃点儿，其实说白了还是控制不住。

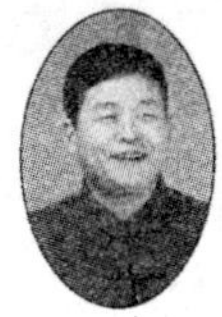

随笔:忏悔录(二)

大家:轮到H大叔了,快点来吧!

H大叔:我的故事很简单,两分钟就讲完了。我的这个病是从结婚以后开始的,其实我家族是不错的,就是结婚以后生的病,找的医生太多,这个治一下那个治一下,把五脏六腑的气全部搞乱了,所以病得越来越严重,然后去继续找人治,却怎么也治不好。天天吃药,天天吃药,这里吃不好,那里吃不好。

现在就是那个多年的小毛病,中西医怎么治都没用!真的,我不是大毛病,我是小毛病。

C君:您是什么问题呢?

H大叔:男性的问题!

S君:(偷笑)嘿嘿……

C君:男科问题。

H大叔:因为我这个病是他们给“治”出来的,这次再治不好，我可能就不治了。

M 女士：你的问题真不用怕！我给你举个例子吧，我们单位的前领导，老一辈的人嘛，很有魄力哦。退休之后去广东了，因为儿女在广东嘛。他是骨癌，先是割了一个大拇指。后来复发了，就锯了一个小腿，那个时候还到我们单位上班去了，而且精神状态挺好的。因为他家有钱嘛，就吃保健品，上万的上万的这么买，然后一年之后去复查，发现到了肺上面，一个 6 厘米的肿瘤，鸡蛋那么大了，这个时候就是像这位叔叔一样，“不治了，要死就死，要活就活，不搞了！”他把保健品全部往柜子里一塞。不是锯了一条腿吗？他装了一条假肢，然后就骑自行车，一天一个小时，雷打不动！反正刮风下雨，也要骑一个小时自行车。要是下雨就在市内骑。营养品不吃了，药也不吃了。基本吃素，一年后去复查，6 厘米的肿瘤变成只有 2 厘米了。所以我为什么跟你说？我的绝症你们知道，大不了我就学他。如果再去复查，情况更严重，我就不管了，啥药也不吃了，像他一样。然后就带着钱，想到哪里玩就到哪里玩，我这辈子也不亏

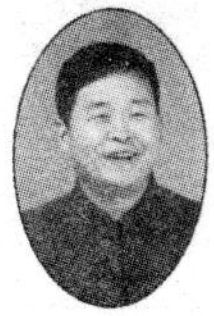

了，是的，我就是这么想的。

H 大叔(赞叹)：房子、车子、票子……什么都不管了！

山东大姐：我曾经也在书上看过这样的例子，也是得了绝症，她对象就带着她全世界游玩，她最后那个病就好了。因为她全部都放下来了，生死都不惧怕了。

M 女士：我就是这样想的。如果这次疗程结束，还没有好转，我就准备四处去游中国的名山大川，我能走多远就走多远，走到哪儿就是哪儿。

C 君：你说的这个也是一方面，昨天老师讲了一个例子，有个 20 多岁的年轻人找他看病，老师跟他说有救，他父母听了也挺高兴的，但他回去了之后，并没有按老师说的做，临死前还娶了媳妇，嫌他奶奶吵还把奶奶赶出去了。其实更多的时候，我们得病是有其他的原因，这个原因咱们感觉不到。

S 君：如果说我们现在生了病，还在去找别人的原因，或者还在找外界的客观原因，我觉得这样心还不诚。

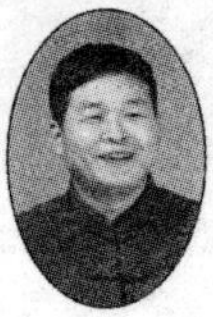

大家:对！是的！这个诚字用得很好。

M 女士:要从内在找原因,找根源。

S 君:毕竟病在你身上,不在别人身上。

M 女士:所以我刚才跟大家分享,就是告诉你们,我如果真的能够把我所知道的那些良好的生活习惯天天坚持,我肯定不是现在这个样子,我说不定已经康复了。

S 君:我们就是要反省,深刻地反省自己,管好自己。如果自己都没有管好,那些政治啊、经济啊、文化啊,跟我们一丝一毫关系都没有。

北京大姐:因为知道自己不是一个很完美的人嘛,生气就生气吧,但生气的时候,就再也不会翻来覆去地睡不着觉,吃不好,喝不好。有时候就会想,唐僧取经都经历了九九八十一难,我就当他(丈夫)是来助我修行的,而且只有这样,我才能在第二天该跟他讲话还是要讲话,还是要去接孩子,我才不会长久生气。但这一次我确实就是忍无可忍,人毕竟是人,人的忍耐度是有限的,我这样都忍了他一年了,但是这一次我忍不住了,爆发了。

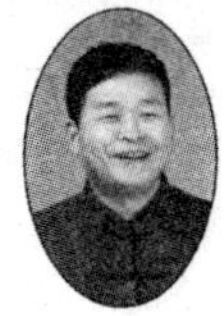

M女士:我说实话,我忏悔得不彻底啊,我之前跟我婆婆的关系也不太好。因为我的性格是比较较真,眼睛里揉不得沙子的那种,就是我对我婆婆可以像亲妈一样,在物质上给她买衣服买鞋子给钱,都比给自己的亲妈多。但是我的问题在哪里呢?就是没有做到不求回报,就是我总觉得我对你怎么怎么样,你就该对我像自己的亲生子女一样,但大家肯定都知道,这个是不可能的,是不现实的,你很难能真正遇到那种把媳妇真的当自己女儿看的婆婆。

我婆婆当然做不到这样,但我以前就是要跟她较这个劲。直到现在我才明白,其实我是在跟自己较劲,你觉得你要对老人好,尽孝心,那是你自己的事,对不对?你尽了你的孝心,尽了你的本分就可以啦,但是你为什么要求这个回报呢?而我就是在求这个回报,你为什么不能对我像对你自己的姑娘那么好?实际上就是在较这个劲。我婆婆平时跟我说,我们这里的男人是不进厨房的,意思就是要我多下厨房。我听了之后,就去比较,因为我婆婆到她女儿家的时候,就埋怨他女婿下厨房太少,女儿太累了，我发现她是双重标准对待不同的人。我心里就不平了，我跟她儿子一样，都是办公室里上班的，他不干活儿的时候我说不定有多累啊，凭什么我就该多干活儿啊？

所以说，我就在跟自己较劲，因为那个时候，人还年轻，阅历还不够，还不擅于去排解自己的情绪，去包容他人，不知道怎么样用正确的方式去宣泄自己心中的负能量。所以生病可能跟这个不好的情绪有关系，负能量越积越多。2008 年的时候我生了小孩儿，到 2012 年的时候，我小孩儿才三岁多。我自认为我是一个比较有文化的人，而我婆婆是一个没有读过多少书的人，这个当然不是刻意去贬低她怎么怎么样，确实会导致两代人在育儿等好多方面都会有差异，会有代沟，所以之间就有很多小摩擦，说也说不清。现在我想来，就是些鸡毛蒜皮的事情，可当时我呢？却有可能会彻夜睡不着，凭啥？为什么？就是这样子，这是实话。

S 君：真的会这样，我还从来没有这么想不开的。

M 女士：这男人和女人究竟还是不一样的，你只

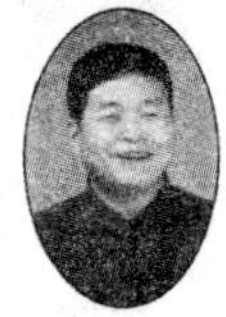

是没有遇上。你像我的妹夫,这是我看在眼里的啊,我小姑子生孩子,妹夫就洗尿片,什么都做过,但我生孩子的时候,我们家那位就什么都没做,什么都是我做,那说实话,人心里难免就会很不平,真的就是这样子。后来我反省自己才发现,原来就是我自己在跟自己较劲。后来一个大姐一言点醒我,虽然我八月份的时候在这里口口声声地说,回去了也跟人说,学了一些道理,但嘴巴上说得动听,心里面其实还是在抱怨。我就跟那位大姐说,我们家先生嘴巴上对我说,“哎呀,老婆,你肺不好啊,以后不要进厨房做饭了,这 PM2.5 对你肺不好。”但实际情况呢?就是天天不回家,那我不做饭谁做饭,孩子要吃啊!

后来那个大姐就说,还是你自己的问题,做饭这样的小事,他不做你就做,觉得伤肺你可以带个口罩做,实在不行你带着孩子出去吃不行啊!你非要跟他较劲,他不回来做饭就怎么怎么的,我说是啊。那个大姐很少这样跟我说话,但当时她的话就说得比较重,说得我都有点拉不下面子,说实话。但是后来,我回去想了一下,以前为了这些事情去生那么多闷气，多不值啊！但在当时，我就没有这个意识，内心就没有这么开。所以我承认我自己是不完美的，但是我在努力地改变，不怨人，也不怨己。

北京大姐：就像一位老先生说的，爱是什么？爱人人都会说，但爱就是牺牲，不计任何回报地去牺牲。想我在家，看个电视上个网，我家那位就要去看看，于是我索性就不看了，网也不上了。我想在外面参加一个补习班什么的，他也不允许。你说我什么什么都不要干，你天天这样让我生气，我怎么在你身边待得下去？就像你说的，还是自己修为不够。这次我就没忍住，就走了，还在计较，说是放下也是放不下。

S君：轮到山东大姐了……

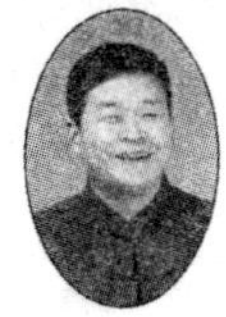

随笔:忏悔录(三)

山东大姐:我是家庭变故太多,受气太多,缺乏容忍。没等我出生,我爸爸就去世了,后来我 17 岁的时候我妈又过世了(哭腔),后来就跟着叔叔长大的。17 岁之前跟着我妈的时候,都挺好。到了 17 岁之后,妈妈没了,再到 20 岁的时候,我叔就又找了一个,相当于成为我的“后妈”,因为自己也开始长大了嘛,心里当然不愿意,就做什么都跟叔叔他们对着干,再到后来处对象了吧,也不和睦,经常闹矛盾吵架、打架。到最后结婚了,忍着忍着,当然性格也是很要强的,我就总是想,两个人只要能干活儿,没有挣不来的钱。但是话说回来,咱们每天都要付出,那时候在农村,每天半夜两点钟就得跟他们一起去装菜,一天就挣那么二三十块钱,累死累活,最多你也挣不了一百块钱。那么辛苦地干,对方(丈夫)又不体谅你，反倒每天都在玩，喝了酒还打人，到后来实在是忍不了，这类事情一说起来，他家里人就说五行啊、八字啊，什么乱七八糟的。

总之对他们儿子还是护短，这样家庭生活一切就乱了。因为最开始嫁过去，也不知道怎么跟他父母交流，本来是想好好过日子的，我就想，两个人哪怕一天挣个几块钱，在一起只要和谐也行。可就是不和谐，就比如说，二老要跟我们分家，却连说都不跟我说一声。等我下班的时候，锅碗瓢盆什么的，都摆在我那大门口，所以就受不了了！（哭泣）

就连过年的时候他都会喝酒，打架，打人。因为亲戚朋友都劝，既然结了婚，就婚姻第一，所以就一直忍着他，觉得会好的，会好的……就这样忍了四五年，四五年之后还是不行，出来了之后，借钱开个烧烤店自己苦苦支撑，而他就每天上网吧通宵，只要早上回来能找到回家的路，就什么都不管。

那四五年的时间，我就总在想，他会有改变、会有改变，因为是第一次选择婚姻，就一直靠一直靠，靠了这样四五年，最后实在是没法靠了，就离婚，离

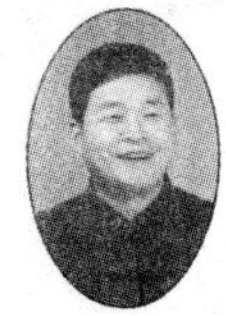

婚了之后那两年是最痛苦的,有一年半到两年的时间,我是不出门的。那时候要强嘛,就感觉你要是出门,大家眼睛都会盯着你,你离婚了啊怎么着怎么着。我就不出门,就一直在家。只要在家里有吃的喝的,我在家一待就是一星期,不出门。

那个时候,我同母异父的妹妹们也不说我,我就天天在家给她们做饭,一起吃。快两年的时候,感觉心情好点儿了,于是就出来,出来之后,就进商场,跟他们去卖点东西什么的。那个时候,想一想,非常显老,现在照的相比那时候30岁照的相都好看,那时候人家就说,你这么年轻,看起来怎么那么老啊!

那个时候因为要强,就天天生气,天天生气,我现在的病跟那时候肯定有关系。也因为要强,怀着孕结婚,孩子也打掉了。他们都说,你为什么不要啊?后来也有人说,当时你要是生了这个孩子,这个病你就没有。那个时候就感觉,没有一个依靠,每天也不知道干啥,心里没着没落的。就连结婚,也是旁人敲边鼓,就跟我说,你奶奶这么大年纪了,你也这么大年纪了。

因为爸妈也没了嘛，就有人说，你早点结婚，你奶奶走的时候也放心，也就没在意那段婚姻，就那样结婚了。就感觉你到了一定年龄，就该结婚，到后来就一直坚持。我从小脾气大，学东西也快，干活儿一学就会。婚后，我看着他干得不顺眼就生气，就是那种还不如拿过来自己干。光为这个，天天就跟他们生气。就比如今天下午，我跟陈新民在一起擀面，看他擀得慢，我就告诉他，我擀三个你才擀一个，还是让开让我来擀吧。在家里就是这样。余老师就说，我肝郁，脾气大。

北京大姐：我家那个吧，就是小心眼，因为他大我几岁，我跟任何一个男人说几句话，他都生气。

M 女士：那不是生气，那是他紧张，他在乎你。

北京大姐：也不是你说的这样。就比如一大桌子朋友在一起吃饭，人家跟我说话，我要表示尊重，肯定得瞅着对方吧！你总不能低着头不吱声吧！你倒是听还是不听啊！

S 君：大大方方的！

北京大姐：我就是这么想的。但他就会生气，然

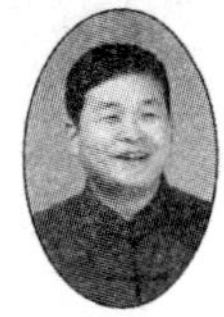

后说我很傻,像花痴一样。

S君:那些都是小毛病,再仔细想想,还有哪些自己不好的?

山东大姐:就是争强好胜,不懂得让,看老公不顺眼就吵……

M女士:可以说那个时候山东大姐年轻,不懂得去调节夫妻矛盾,要懂得引导对方的话,可能不会发展到后面那个结果……

山东大姐:你没法引导,知道不?

北京大姐:就是一直忍耐了四五年,忍成了内伤。

L女士:就是那时候她老公也不成熟,她老公要是成熟一点儿,多几句甜言蜜语,也就把她搞定了。

山东大姐:我们打完架以后,那个时候本来有六万块钱就在那儿放着,打完架以后,他就把六万块拿走了,一分钱都没留。

S君:其实你的改变也能影响对方的改变,不要一直找别人的原因。

北京大姐:就跟微信上说的,有一种女人,她不

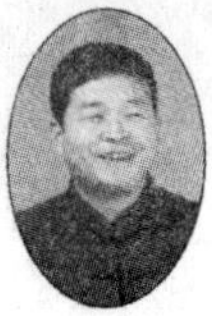

结婚就可以很幸福很快乐。所以最关键的还是我们这颗心修炼得不够。

H 大叔：人也不一定要那么世俗，一定要结婚！

山东大姐：你们说得都有道理，但那个时候在家就是很压抑。

大家：现在好多了，开心多了！哈！

山东大姐：也不是，两三年之前，其实我已经好多了，那时候你就看不出来我有什么。因为两年前就遇到一个朋友，他就老开导我，叫我不要想那些事。你干吗要想，无聊的事在你身上太多了。

北京大姐：虽然你不想，但它是存在的，它其实一直在你的潜意识之中，就像我一样。

S 君：山东大姐接着说。

山东大姐：那时候跟“后妈”矛盾深，后妈带了两个孩子，后妈就什么都不顾及我，再后来，我叔叔也出车祸了。我自己的姑呀什么的，也都怨这个“后妈”。我叔叔生前的时候，有一次喝醉酒了，他跟我说，娶了这样一个女人，他其实也后悔了，夹在中间很痛苦，他也想一走了之。我就想，要是我叔一走，

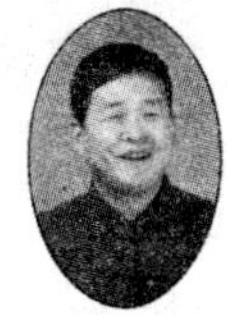

我也立马就走。后来发展到,做了饭,我都是跟奶奶一起吃,而不是跟“后妈”一起吃的。

我叔叔平时不敢说,但喝醉酒了就会说,他也是没有办法,他也想改变这样的局面,但是他没办法。我也一直很想逃离这个家,但是我也没办法,两边都不行。后来我弟弟也走了,我弟弟生前,开着车,全国各地跑,经常半夜回家都一两点了,浑身都是灰,连个洗澡的工夫都没有,第二天就又走了。我弟弟跟我一样,都很要强。你知道吗?他就觉得我们家父母不在了,一些事情都是我弟弟代替一家人干,有时我就在想,我弟弟生前那几年,就把他一辈子的活儿都干光了。那个时候,我就感觉自己当姐的责任没有尽到,没有把他保护好。(哭泣)

爹妈没了,我这个当大姐的就该当这个家啊。我一直感到很愧疚很愧疚,就是这个心理。

但是有时候我却会因为脾气不好跟弟弟打架。(哭泣)

前两天我还梦到我弟弟!

S君:(安慰)回去多给他上点儿香,多祭奠祭奠……

S君:L快点分享!

L女士:我现在40多岁,还没有结婚。或许在某个方面,我是有话语权的。我的经历很悲催,既然要求每个人都必须分享,我还是说一点吧!

要我说吧,自己也很不好意思,因为也确实都是隐私。既然是隐私,所以就不太想说,但是我看大家都说,挺紧张的。但是我觉得有一点,我还是能够自我开导,我到现在40岁了,我没有结婚。

S君:看起来很年轻,不像40岁的人。

L女士:我40岁了,都还没有结婚,够悲催的吧!就经历而言,其实我还是可以说一点的。大家都反思一下自己啊,我们在说很多事情的时候,比如C君啊,这位大姐,我觉得还是要多读点书,才能找到究竟,我们倾诉,只能稍微带来一些宽慰,并不能真正帮你解决问题。我们最终能找到答案,能自救吗?那还得靠我们自己的觉悟,自己的悟性。我在这儿嘻嘻哈哈,大家可能觉得我不够尊重,其实不是的,其实你们在座所有人的经历,我多多少少都有过这

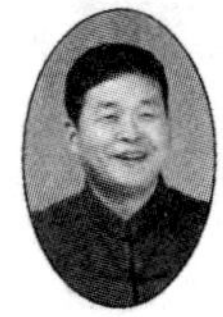

样类似的经验、经历。所以你们说的时候我都能理解,而我也可以一笑置之。

怎么去解脱,还是靠自己。我说的理论比较多啊,好像我没有经验一样。其实我经验很多,我谈恋爱谈到现在,也没有成功一次,也够悲催的是吧!

M 女士:那我插句嘴好吧,首先申明,我没有说L不好的意思啊,因为刚才我跟大家分享,我生病这几年,我一直在看很多书,因为确实修身养性。

S 君:打断一下,我觉得我们是否可以更具体一点。

L 女士:具体的经验,我也不想跟大家倾诉,因为自己很累。我觉得有时候倾诉的时候,你把一个事实罗列出来,你并没有真正地解脱。我们必须得跳出来,你要发现你有什么样的能力,你能掌控自己的生活。

在我 30 岁的时候,我遇到一个男朋友,我跟他交往了一年,然后我们分开了,那时候也是极端痛苦的。像我会游泳嘛,游的时候我就觉得自己没有办法集中精神,因为我曾经也溺水过,就在那种很痛苦

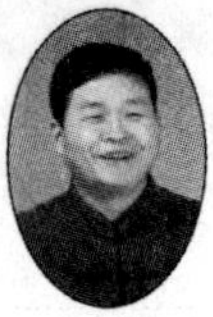

的情况下，我就觉得，人生嘛，就是阴极必阳，阳极必阴。行到水穷处，坐看云起时。人没有终点，你要么选择死，要么选择活，你既然不选择死，你就要选择好好活，你没有任何理由！

S君：（鼓掌）太对了！

M女士：（对某男）到你了。

L女士：我还没说完。

北京大姐：好，继续。

L女士：我30岁的时候，恋爱也失败，我谈恋爱失败失败，虽然一直失败，但是我还在谈。我并没有说将来我还继续要谈，其实我现在对于男女关系，对于谈恋爱，并不是非常感兴趣，因为我看到自己内心当中的一片宁静。就那天，余老师还说，我还活在自己的生活里面。但我想，我并不是活在自己的世界里。一个人活在自己的世界里和"真正活在自己的世界里"，境界是大异其趣的，境界是不一样的。

所以你要问一下自己，你是"活在自己的世界里"还是"真正活在自己的世界里"。真正活在自己的世界里，它的意义是什么？是自由！如果你没有

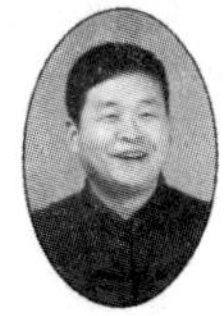

获得自由的话,你永远和自己过往的生活纠结。那就是,你永远都是悲催的,那就是你永远跳不出来。人要的就是跳出来,我今天就讲到这儿。

S君:L加油!

G青年:大家都知道,我说话有些口吃,大家可能有些听不习惯,而且我说话广东口音太重,可能会听起来很难听。如果你们真的要听我说的话,你们就做好心理准备。因为我说话比较结结巴巴的,真的。

H大叔:这个也是你的心理负担。

C君:咱们在任何一个人说的时候,尽量不要去打断。

G青年:其实对于一个口吃的人来说,当着那么多人面说话,其实我感觉是一个灾难。

大家:(笑)没有。

G青年:很多人口吃,你在外面找不到工作,别人很小看你的!真的。我就说说我家里情况。为什么我会有这个病呢?你们可能没有经历过,半夜12点钟,被家人赶出家门,为什么会这样呢?因为生我

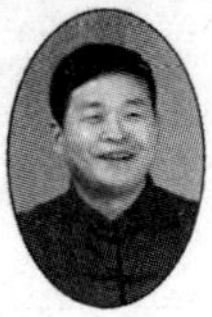

的时候比较平安，生我弟弟的时候，就比较困难。我们那个接生婆不会接生，接生的时候出了事故，于是他就经常突发癫痫。小时候走在街上，看到什么东西就要买什么，不给买就闹，我家人太溺爱他了。如果不给他买，他就见什么贵重砸什么，用刀子或者锤子损毁电冰箱啊、电视机啊、消毒柜啊……什么贵重砸什么。

因为他从小到大，要什么就必须买，已经习惯了，你不买的话，他就砸东西，每年至少有两次把家里砸乱。所以因为这样，我就感觉这个家不是家了，特别是看到我同学家里，别人说说笑笑，我在自己家就不敢说话，因为如果有一句话说得我弟弟不爱听，他就对我发难。所以我不想待在家里，也不能待在家里，所以我对这个家就是……

M女士：G青年是一个渴望爱又缺少爱的孩子，所以对自己的自信心就非常不足。不敢说话，慢慢地就真的不能说话了，是不是？虽然我不会专业的心理分析，但我感觉大概应该就是这个样子。

G青年：是的。

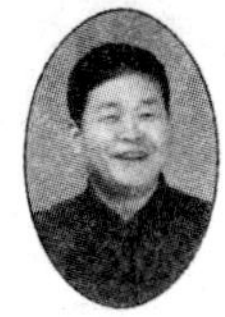

M 女士:G 青年你要相信,你的口吃是完全可以治好的。从现在开始,你每想说一句话的时候,就尽可能慢地说出来。

H 大叔:刚才就说得很好啊!

M 女士:说得很好,对!一定要勇敢地说,大胆地说,以后一定要多开口说话。我觉得我们以后都要多跟 G 青年说话,让他慢慢地说。

S 君:有话一定要主动跟我们讲。

M 女士:主动跟我们讲,我在这里还要住一个月,你可以经常跟我交流。我相信,这个口吃是可以治好的!G 青年,你要对自己有信心,真的,真的可以的。我很能理解他的心情,他作为一个相对健全的人,在家里却什么都没有。所以 G 青年,加油!你想要别人爱你的时候,你要首先爱自己。人最终是为了自己而活,所以就没有理由去放纵你自己。

其实,把我们压抑已久的事情拿出来说,每说一次,就像一次对自己的重新对话和认识。只要你真的诚心在说,每说一次,你的心境就在改变。

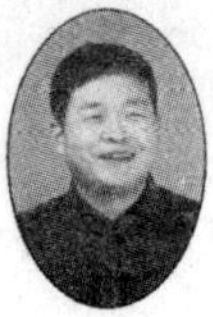

随笔：任之堂学习总结

到了要离开的时刻，真是舍不得！

人这一辈子难免要生病，但就像余师说的，生病未必是坏事，是上天再给我们一次改过自新的机会，可大多数人都视若无睹，真是让人惋惜！

遇到一些典型的病人，余师总会多交代几句，对有的人告诉回家多干活，对有的人则叮嘱不要吃水果、鸡蛋……我不知道有多少人回去能做到，但从当时的表情来看，肯定有人把这看病之外的叮嘱当成耳旁风，甚至不屑一顾，真是当局者迷啊。

随着年龄的增长，人生的病大多数都是生活的写照，类似于相由心生，不同的病也是奔着不同的人去的。天天酒肉、晚睡、不运动的人，那肝胆病多；脾气不好的女人如太火爆或太压抑，则乳腺和子宫病多；爱想事儿又不爱干活的人，睡眠一般不好……

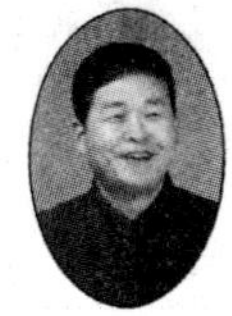

人们只想着生病了去找医生看,甚至有的人为了看病,连续多年四处奔波求医,可从来也没思考过是什么原因导致我们生病。

病人看病都希望去病根儿,可什么才是去病根儿呢?是让医生完全把身体看好吗?我认为不是。凡事要求之于内,要重新审视我们自己,是哪些不健康的思想和生活习惯导致我们生病,把它们全部改掉,才真正叫去病根儿。就像我们开车一样,养成良好的驾驶习惯才能减少事故的发生。比如,我们逆行撞车了,去看医生只是把车修好,而不逆行才是根本。

说了这么多给患者的话,也来说说我自己吧。我虽然目前身体还算健康,却得了精神方面的大病——不够"凝神静气",结果就是思维不敏捷,心态不沉稳。

大家都知道"精气神"三种境界,余师常说我们不要用"心"思考,要用"神"思考问题。用心思考总是有一百个问题问不完,可用神去思考很快就了然,就像我们大人面对很平常的事物,可小孩子总有问不完的问题。

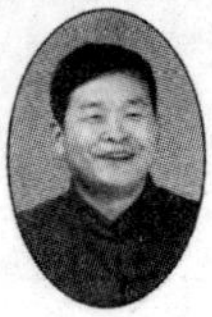

我在神这个层次是非常弱的，连凝练的程度都达不到，更别说强大了，当然也容易被外界事物侵扰。在这个缤纷热闹的世界里，我们总是主动或被动地分神，游离于一些无关紧要的事情上。比如，工作时、学习时会一遍遍翻看已经没有新动态的朋友圈和新闻，这就导致在做当下事时，注意力不集中，效率低下。人们也经常会说，社会压力这么大，转移注意力放松下啦。可习惯后，我们的注意力放出去，不一定收得回来。所以不够“凝神静气”这是病，得治！

站在武当山旁，想想那些修道之人，再看看余师及众弟子的成就，身为一个碌碌无为的凡夫俗子，我是愧疚的。希望能修成“凝神静气”，早日踏入医道之门，在有能力度己时，也有能力度人。可谓：

恍恍世间三十年，随波逐流不自知；
猛然悟得庸俗人，剩余光阴献道医。

陈沙沙

2016 年 1 月 25 日十堰任之堂

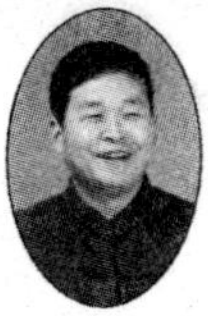

随笔:就因为一个小小的梦想——写在养心山庄开业前

一年前,不少外地来就诊的朋友告诉我,在十堰治疗期间,吃饭太不方便了,不是担心地沟油,就是担心菜太辣,每天三顿饭总是吃不习惯。于是我就想,能否弄一个公共食堂,大家自己炒菜自己吃?吃喝拉撒弄不好,身体想康复也是很困难的啊!

为了这个小小梦想,便开始找房子、租田地、种有机菜,这一忙就是一年多。这一年多来,虽然困难重重,但好像命运之中,总有人在帮我一样。当我想租地时,租地的阿姨找到我,说要将自己的一亩多地租给我;当我想找房子的时候,很多朋友多方打听,帮我出主意,推荐所知道的闲置房……

菜地租好后,学生李科自告奋勇地承担了种地的任务。

房租好后，朋友们介绍他们认可的装修公司，大家一起努力，进行设计和装修。

山庄以前是片采石场，种庄稼缺土，于是有朋友运来了几车土。

新土贫瘠，又有朋友托人运来了一大车上好的人粪尿……

藏经阁书柜做好不久，全国各地的朋友送来了成千上万册书，将藏经阁填充得实实在在。

几个月来，每天都有十余名学生和病友，一起在山庄铺土，种庄稼，做清洁，整理山庄……

一个停业几年、满是破败之象的旧山庄，如今重新焕发生机，成为一个修身养性的山庄。

这一切都是大家的努力，大家付出的结果！

一切的过程，都来自初心，仅仅只是希望病人能吃上放心的蔬菜、放心的油，吃上适合自己口味的一顿饭而已。

在山庄装修过程中，有朋友建议我搞养生，服务于高端人群；也有朋友建议我搞培训，这样山庄每年经营都无后顾之忧……

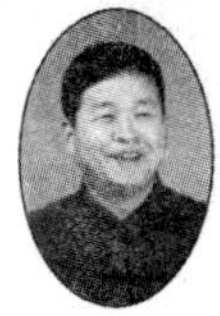

他们的想法都有道理，但我的内心告诉我，任之堂养心山庄传承的是任之堂的精神，养心山庄将尽量借用道家的养生理念，将“人能常清静，天地悉皆归”贯穿于整个山庄的经营之中，希望所有住进山庄的人，都能找到儿时的快乐，都能体验返璞归真的生活。

如果在山庄住一周，大家有如下收获，我便心满意足了：

一、静下心来，吃一周全素，感受素食之美。

二、静下心来，抄一部经典。

三、静下心来，背诵一部经典（我们推荐《清静经》）。

四、静下心来，学会一套功法。

五、静下心来，认识一百味草药。

六、静下心来，交上一位真朋友。

如果能在一周内收获以上的“六个一”，那么，山庄所有的付出，就都值了！

如果能将这周带给大家的清静心带回到城市，带回到每一个家庭，那便是养心山庄最大的收获了……

因为一个很小很小的念头，最终弄成上百人参与，上百人辛苦劳作，实在是过意不去。每每看见大伙儿挥汗如雨，用心推土、铺地、做清洁……我总在想，如果我不能真正地让养心山庄服务于百姓，服务于病人，我纵然向所有付出汗水的人说一千声感谢，也是苍白无力的。

最后，我想对所有参与山庄建设和支援山庄建设的朋友说一句：一起努力，为了中医！

2016.02.01

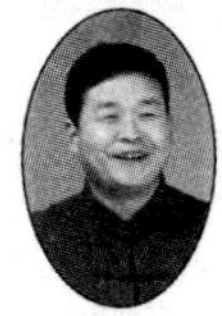

随笔:是我多情,还是大道无情

春暖花开,养心山庄迎来了最美丽的时刻,垂柳绿得养眼,桃花艳得惹人,樱桃树在我一天一天的期盼中,开出洁白美丽的花朵。进入山庄,最期待的就是盼着春天的脚步一天天地走近,让她来装扮我精心描绘的山谷。

春天的脚步一天天近了,我的呼吸也一天天急促起来,为了迎接她的圣驾,我将山庄里里外外该修缮的都修缮了,并且种上了七色牡丹、葡萄树、金银花……

准备好所有的盛装,期待她姗姗的脚步!

当樱花开满整个山庄,当蜜蜂闻香而来,当我在树下培上一锹锹沙土,我知道,她真的来了,就如同去年我闻到那缕柳叶的清香。

时不时走到树下,深深地吸上一口带花香的空气，疲劳和妄念，一下子全消失了，我真想和她说上几句，我知道她明白我的心思，可惜我却不太明白她的花语。干枝梅的香甜，好似甜歌皇后的歌声，虽然甜得有些发腻，回味却是无穷。

柔软的枝条，好像练习过瑜伽，可以用你想象不到的姿势呈献出来。最美的时刻，只因他人的欣赏。花开本无意，路人却有情！忽然一夜的寒流，夹着雪花飘散过来，桃花与雪花共舞，冰与火同时上演它们各自的激情！

我既喜欢雪的风姿，又期待春的热情，它们此时的交会，却让我一时有些茫然，既想劝雪花速速离去，又想让春的脚步稍稍放慢，然而我只是局外人，无法体会到水火交争，各自感受。这种水与火的交争，谁在升华谁，谁在成就谁？也许最美丽的风景，就在这水火交融之中！

难道这就是大自然向我们演示，什么是水火既济？什么是心肾相交？反过来又想，待到雪化之时，花是否已经凋谢？

纵然花已谢，雪已化，然上天如此安排，必定有

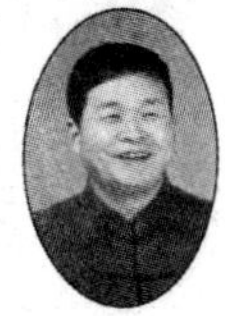

其妙处,那妙又在何处? 虽然:天地不仁,以万物为刍狗! 但却:大道无名,长养万物! 此花既然在天地之中,它早已融入天地大道之中,它所面临的一切,也只是顺道而行,顺其自然而已。看来是我多情,大道本是无情。待到雪化之时,且看樱花如何落,油菜花如何黄。

2016.03.09

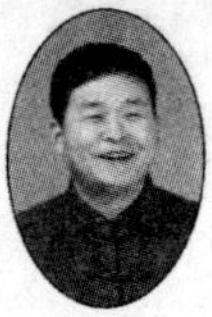

随笔:育儿经(上)

本文为养心山庄围炉夜话录音整理,不当之处,欢迎指正!

今天我们把女人怀孕、生产以及新生儿养护常见的问题和一些关键的点说一下,这些可能对大家有所帮助。

说句实话,我从事儿科的工作比较少,但小儿的病在工作中也有过接触,就我自己的孩子来说吧,从我妻子怀孕到孩子长到这么大,从未打过吊针的。

有一次,孩子拉肚子,一天拉肚子可能达十次,拉了几天,我的母亲一再催我们,让我送孩子去输液,但是我和妻子反复思考,最终还是没有去,后来通过中药泡脚,孩子慢慢好起来了。

所以今天我想分享给大家的是妻子怀孕到我闺女现在近三岁这个成长期中所经历的一些事情,我

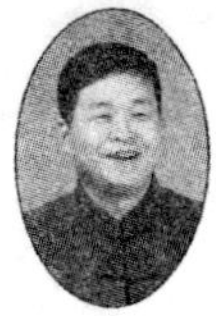

给大家谈谈,谈不上经验,但是我切身体会的事情。

第一,父母双方在准备要孩子之前,男人应该尽量少喝酒吸烟(最好是戒掉)。当然,这个不是我要谈的核心,就是表明你喝酒后会对孩子身体和智力上产生很多的不良影响。所以,备孕前男的一定要少喝酒,少抽烟,这是第一点。

第二,家里的环境一定要搞得很清静,可以接触一下佛学、儒学、道家文化。

在我们这个时代常谈胎教,其实这样就是一种胎教。事实上确实也是这样的,我妻子怀孕期间,每天读经典。

孩子两岁半未到,有次我脱的袜子泡了一夜没有洗,她过去帮我洗袜子;我拖地的时候,她也积极地参与要帮我拖地;我母亲在厨房里做饭,她就推个板凳推到灶台边,爬到凳子上,看她的奶奶是如何做菜做饭的;还有我们洗碗的时候,她也在观察学习。

有一次,我和妻子吃过饭后,她提出要给我们洗碗,然后就把椅子推到水池边,站到椅子上,开始洗碗;我晚上喜欢喝茶,第二天常常忘了倒剩下的茶

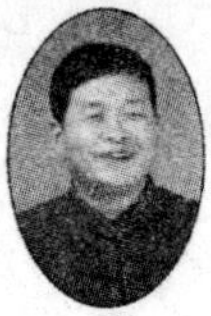

水，她发现后总是及时帮我倒掉，还一边倒一边说：“爸爸，你总是忘了倒茶壶！”这是一个只有两岁半小孩做出来的事情！

当然，不管孩子她具体做得如何，但她的动作架势都诚心到位，这些小小的细节我看到后内心非常感动。

今天中午我在家吃饭的时候，孩子把饭接过去，对她的奶奶说：“奶奶，您的饭。”然后又给奶奶递去筷子。然后又这样礼待了我。这些东西，我和妻子是从来没有专门去教育过，是她自发的行为。

此外，孩子在成长教育的过程中，可多多地引导他读经典。

怀孕期可能出现浑身疼，有颈椎病、有风湿、有关节疼的病人，她怀孕时气血到子宫里去，患处因气血相对不足，疼会加重，很疼，平时疼得轻，怀孕气血都到子宫里养胎儿去了，气血不够，就疼得更厉害，这个非常常见，不荣则痛，比不通则痛更痛苦，虚症疼得更难受。

经历过的人就知道，揉一揉搓一搓稍微好点，过

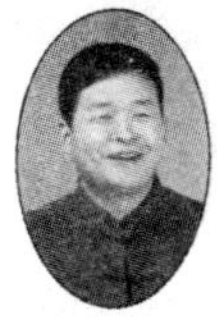

后气血不够又疼起来，怀孕期止疼药不能吃，麝香追风膏药不能用，虚症的疼痛真是没什么好办法。我妻子怀孕期间就出现过两次，想了很多办法，都不管用，后来吃参苓白术丸，过半个小时就不疼就轻松了，通过调脾胃调气血，这个就是把气血稍微补一补就好一点。

怀孕期孕妇的咳嗽感冒不好处理，有些孕妇上十天的吊瓶，照样咳，也没什么好办法，找中医看中医不敢下药怕有副作用，下药病人不敢吃，后来我推荐一个方法：萝卜缨子。

就是小雪这一天，把地里萝卜拔起来，泥巴洗掉，挂到屋檐下面让冷风吹，一直挂到立春这一天，取下来切开晒干。

这个萝卜缨化痰止咳效果非常好（萝卜、萝卜缨都有效），我每年都备一些，萝卜好像很便宜，但这个产量很低，一百斤鲜品晒干了也没几斤，这个药非常安全，所以孕妇咳嗽期给她用萝卜缨加点生姜、大枣、葱煮水喝，我们用过效果不错。

孕妇便秘也很麻烦，怀孕期肚子长大，压迫肠道使得蠕动变慢胃火加重，可以用桑叶泡茶喝，怀孕期治便秘效果很好。

怀孕早期的恶心呕吐，出现妊娠反应，可以用芦根熬水喝，这个用了很多例，效果也很好。

孕妇快生时脚肿，可以脚抬高点，因为肚子大压迫下腔静脉，造成回流障碍，单纯用利尿利水的药效果还差点，平时可以喝点小米粥、冬瓜汤，健脾利湿，但不能喝太多。小米粥可以补脾利湿，冬瓜汤也可以喝点，食品安全些，利湿消肿好一点。

小儿刚生下来，第一口应该是几滴黄连水，小孩胎粪很黏，发绿发黑，喝黄连水后，当天晚上会拉很多胎粪，这样小儿以后鼻梁上就不会出现青筋，就不会经常出现消化不良，出现疳。

众人：黄连要放多少？

余师：放个几片就行了，你放个一两克都行，拿一次性杯子一泡，开水泡个十几分钟左右，放那，用棉签蘸个几滴，给他口里滴几滴就可以了，可谓用量微乎其微，很弱。

喝完之后，他排大便，排胎粪非常顺。很多的小

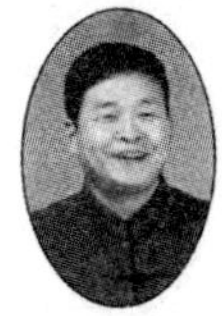

孩,小时候呢,那个鼻梁有青筋,就是那个胎粪粘在肠子里面,排不干净,小孩子就容易得疳积,容易消化不良,容易得病;所以就是那几滴黄连水,就能解决大问题。

人生来世第一口是喝苦水,第一口喝苦水,喝了苦水再尝什么水都是甜的啊,苦尽甘来!

这个问题如果不注意,以后很多问题的,有的长到十一二岁,胃肠道还是常常不舒服,经常肚子疼,隐隐地疼。

甲:喝一次就好了吗?

余师:就喝一次,给滴个几滴。用棉签,大概滴个几滴就行了。滴个三五滴、五六滴都行啊!

甲:我有一个问题,因为我生孩子之前,有个中医朋友,他就让我喝黄连水。我在生之前,预产期前半个月开始喝,喝得不多,就喝一点点,每天泡一点点喝,那个是不是也有效果?

余师:不对不对,小孩子没喝到。

甲:必须要给小孩子喝,是吧?

余师:嗯,对!

小孩子出生之后，有时候天气热会长痱子，长那个热痱子。这个痱子啊，用金银花煮水给他洗，洗一洗，就全部下去了。气温高，可以开空调，温度控制在25摄氏度左右。

有些小孩子出生以后喝牛奶上火，再加上他肠道里的胎粪没排干净，这时候就喝金银花露，可以祛胎毒，清热解毒。稍喝点金银花露，甜甜的好喝。如果金银花露你买不到，就用金银花泡茶，那个喝了也是有效的，效果也很好。

小孩子大便不好，发黏或者发干，拉不出来或者拉得不顺畅，就推食指的大肠经，向指尖推推，推一推手阳明大肠经，泻大肠。推大肠经就是帮助他排便。

小儿停食，大便不通，屎拉不出来，他就会发烧，就会出问题，其他的病就出来了。遇到停食发烧，可以用少量二丑，炒香，研成细粉，每次一两克就可以把所停宿食打下来，烧自然就退了。

小儿停食，伴有感冒、流清鼻涕、发烧，这时可以用小柴胡颗粒送服少量二丑粉，清里解表，一起

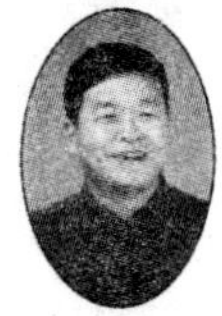

搞定。

小孩子在小时候的养育过程中，一定要把肚脐护住，养护小孩一个关键是肚脐不能着凉；肚脐受寒，很容易得病。所以小孩子睡觉，哪怕天气再热，肚脐也要护住，他踢被子也好，不踢被子也好；这个肚脐一定要护住。这个肚脐不护住，很容易让脾脏受寒。小孩子因为肝常有余，而脾常不足，本身就脾虚。这肚脐如果冷风一进出，立马就开始腹泻。

小孩子腹泻的时候，中药喝不下去，嫌苦，可以用药给他泡脚。小孩子腹泻如果是感染性腹泻，可以用葛根芩连汤泡脚；如果拉的大便是稀的，没有味道的，没有什么异味，可以用七味白术散这个方给他泡脚；如果孩子再大了，一岁以后呢，可以将大米炒一炒，炒焦，炒焦以后磨成粉，煮那个米糊给他吃，也能止泻。

2016. 03. 13

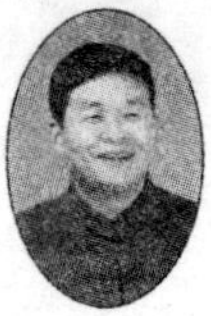

随笔：育儿经（下）

前几天发表了育儿经，收到很多妈妈的留言，大家提到一个共同的话题，出生时没有喝黄连水，鼻梁上有青筋怎么办？

鼻梁上有青筋，说明小孩子肠道有积滞，这样的小孩容易得疳积，就是西医说的营养不良，当青筋加重的时候，小儿抵抗力会下降，容易患感冒和消化系统疾病，治疗上应注意以下几点：

1. 如果平时吃饭差，或者吃饭很好但就是不长肉，鼻梁青筋也很深，说明体内有疳积，可以通过扎四缝来处理，一般扎完四缝，挤出黏液，小孩子脾胃功能很快就会得到改善。

2. 平时多揉腹部，可以促进小儿脾胃对食物的运化，加强对体内积滞的代谢。

3. 捏脊，可以升督脉。肠道有积滞的小儿，任脉

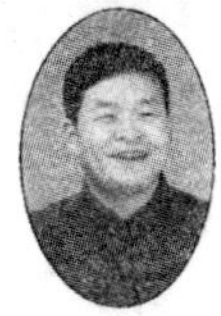

大多不是很通畅,任督是人体的大循环,前面任脉不通,后面督脉也会受到影响,小儿因督脉不畅,容易患鼻炎,所以捏脊通督,很有好处。

4. 少吃水果。生冷瓜果,伤人体阳气,小儿脾脏阳气原本就不足,加上有积滞存在,再吃上生冷瓜果,无异雪上加霜。

5. 蛋类和不易消化的食物少吃。

6. 天气好的时候,多户外活动,提升小儿抵抗力,改善体质。

最后一点,小儿自己的问题,最终还得他自己来解决,大人该做的做了,该注意的注意了,小家伙自然就慢慢好了,妈妈们也不用太担心。

下面就接着上次的话题谈下去。

小孩子发烧的处理。小儿烧到 39 摄氏度、40 摄氏度很常见,因为小儿的体温调节中枢发育不成熟,很多人喜欢遇到发热就做小儿推拿,这的确是比较好的方法,但要是家里人不会推拿怎么办呢? 其实家里常备点小儿退热栓,发烧时把退热栓塞到肛门里,出点汗,烧很快就退了。

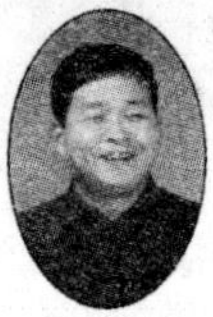

发烧会消耗体内的水分,因此小儿发烧要多喝开水,补充水分很有必要。

小孩子有变蒸之说,他每隔一段时间,他长身体的时候,有变蒸,他就会烧的,体温在37.5摄氏度左右,一般不会超过38摄氏度,你可以不用理会他。如果你实在不放心呢,可以把他的大椎穴揉一揉,把督脉搓一搓,体温很快就下去了。不用担心,一般不到38摄氏度,可以不用处理的。

小儿不会作假,发烧时要观察小儿的精神状态。如果精神状态很好,体温升高也不用太紧张;如果精神萎靡不振,不论体温高到什么程度,都要积极处理。

父母是孩子最亲近的老师,父母的行为,时刻被小孩子看在眼里,记在心里,父母一定要以身作则,在小孩子的面前,一定要把你的行为做好。大人的任何行为,小孩子都在复制。

小孩多接触大自然,少接触现代电子产品,多接地气,尤其是手机、电脑、游戏,这些东西尽量让小儿少接触,只有在大自然中玩,他们的身体才会越来越

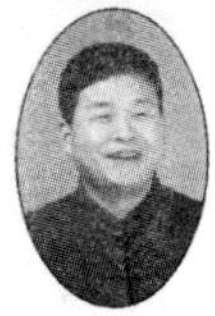

健康,人也越来越有灵气。

小柴胡颗粒符合小儿的体质,少阳之药,调少儿之气。感觉孩子有点感冒的意思了,有点发烧的意思了,喝一包小柴胡颗粒,苗头也就拦住了,所以家有小儿,常备小柴胡颗粒。

小孩子闹夜哭,可以用灯心草加蝉蜕,灯心草2克就可以,小儿心火重,他就会闹夜。

小儿咳嗽的处理。小儿咳嗽大多都是受寒引起,拖几天之后,就会出现化热,有几种方法可以采用:

1. 小柴胡颗粒,冲水,加川贝粉。

2. 川贝粉蒸雪梨。

3. 煮莱菔缨水喝。莱菔缨可以治疗很多疾病,具体制作,我改天写一篇专稿。

4. 用手或者暖水宝将小儿背心捂热。

5. 如果咳嗽时间长,咳黄痰,已经化热,可以喝小儿清肺化痰颗粒、复方百部止咳颗粒、麻杏石甘颗粒等。

如果咳嗽时间较长,久咳嗽不断尾,多是脾胃不好所致，加上小儿不会吐痰，痰液都吞到胃里，所以调理脾胃才能彻底治愈。

小儿患手足口病，每年都有，中医角度来看，手心脚心和口，对应的都是人体的脾胃，小儿脾虚湿重化热，外加时令邪气，就会出现手足口病，用薏米仁加马齿苋煎水服，这两种食材有效果。

小儿扁桃体肿大，成了慢性扁桃体炎，有的还晚上睡觉打呼噜，多与进食肥甘厚味有关，清淡饮食，不吃鸡蛋，少吃肉，多吃素，慢慢就好了。

小儿睡觉头部出汗，此为蒸笼头，不属于病态，家人不必着急。

希望所有的宝宝都能健康成长！

妈妈安心，宝宝体健！

2016.03.16

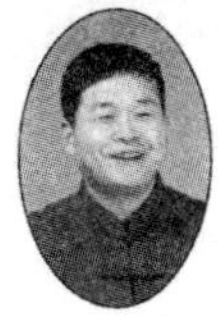

随笔：不是我故意为难你，是你确实需要改变

这段时间，治疗一个患者，让我感触很深。

患者表现为尿频，尿不尽，小便黄（自认为小便带血），大便不畅快，睡眠不好，偶尔有遗精，时常口腔溃疡，双肾检查有小囊肿……

其实从患者的描述中可以看出，这些问题都不是大病，只是因为阳气郁积在体内，没有释放出来，郁积化热，才出现小便黄，口腔溃疡，才出现失眠，大便因湿热而黏，整体感觉，患者六腑三焦是不通畅的，五脏气血是瘀滞的，在患者的腹部按压时有很多结块。

这样的病治疗起来以通为主，适当用一些清热的药、补气的药，可以很快缓解，但要想彻底治愈，必须改变患者的心态，只有学会付出，积极劳作，体内

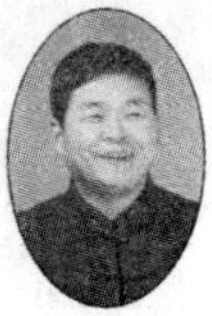

郁积的能量才能释放出来，身体才能彻底康复，但患者流露出来的是负面的情绪，消极的情绪！

当我一再告诫他，要多付出多劳动时，患者的回复是："我失败了20年，为什么我还要不断地为别人服务？为什么我就没有福气享受？为什么上天这么不公平？难道韩信一辈子都必须为了刘邦？难道刘邦一辈子就该享福，韩信一辈子就只能做牛马？苍天如此待我，究竟我欠了上天什么？"

我说你的心态要改变，不改变，这病就很难治啊！

"变，我是要变，我也希望我在病好后，能够帮助社会上的人，让别人解除痛苦。现在我和我的下一辈都很惨，大家都看不起我，也看不起我的孩子，看看吧！余老师，请帮帮我，我相信你的医术！"

说实在话，我真不愿意给这样的患者看病，而且还要求微信复诊，我一再要求其多做公益性的事情，多帮助别人，改变自己的内心，可对方听不进去，只是要求开出好药来治病。

两天的规劝没用，最后我说了一句："明天你去

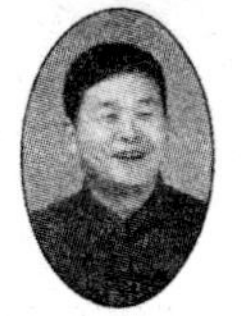

放一百个生命，再联系我。”“放完生了再开方，不放生，我绝不开药！”

第二天，这位患者买了一百个田螺，放生了，而且还录下视频给我看。

我信守承诺，患者服药期间告诉我，放生之后心情变化了很多，开朗了很多，吃完第二个疗程，病情稳步好转。

第三次开方前，放生一百五十个生命，这是医嘱！

第四次开方前，放生两百个生命，这是医嘱！

病情逐步好转，处方基本没有变化，用药思路没变，变化的是患者的心。前几天患者放生两百个田螺，在传过来的视频中，患者说：“我希望它们快乐地生活在这个世界上，同时也希望帮助过我的人和需要我帮助的人，关心我的人和我关心的人，我们这些人都健康幸福，吉祥，万事如意，顺利，日子过得红红火火！”

没有任何放生仪式，有的只是祝福！

看完视频，我真的满眼泪水，我由衷地感到高兴，高兴他能够由原先的阴暗中走出来，学会去关心他人，祝福他人！

一旁看视频的学生对我说：“老师，人真的是教得好的！”

病了，确实很痛苦！

累了，确实想休息！

惨了，确实想抱怨！

其实真正能改变你状态的，唯有你自己！

外物，只能改变你的外表，不能改变你的内心！

不是我故意为难你，是你确实需要改变！

2016.03.18

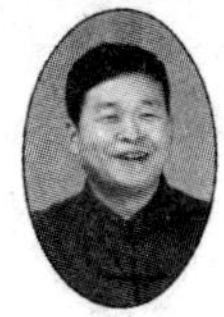

随笔:回家

有几年没回老家了,上次听家人说老家镇上已通了高速,我便上网查看高德地图,果真有到老家宋河镇的高速,于是这个月的最后一天便回趟老家,看看年迈的父母,久违的亲朋,小时爬过的山,采过的药……

全程300千米,4个小时可以轻松到达,29日下午出发,晚上到达宋河,休息一晚,30号上午玩半天,下午驱车返回十堰,路线规划成功,带上老婆和小孩,即刻出发。

到达村里时已是黄昏,回家第一件事,便是带着家人到爷爷奶奶和太爷太奶奶的坟前,给他们磕头,报到。看着不满三岁的女儿,有模有样地行礼、鞠躬、下跪,突然有些莫名的感动,我说这里是她的根,这次回来就是带她认祖归宗,希望她能记住,无论以

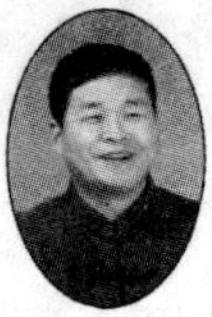

后扎根在何方，根永远在这里。

清晨起床，便屋前屋后转转，看看小时候栽的那棵树有多粗了。

这棵银杏树，是 25 年前和弟弟一起栽下的，现在长得比我的腰还粗，树上密密麻麻地结满了银杏果。记得我上大学的那年，银杏树刚刚嫁接，但嫁接当年就挂了一个果，母亲说这是好兆头啊！

肥厚的银杏叶长得很茂密，这是一味治疗心脏病的良药，这些年我用过的银杏叶有上吨了，但还没有见到过长得如此浓绿肥厚的银杏叶，父亲说目前还不是最肥厚的时候，再等一两个月，长得更茂盛。

用银杏叶治疗心脏病，是草医老曹教我的，他说银杏是活化石，生存的年代最久远，它含有的能量和信息超过其他物种，大多数人用银杏叶来降血脂，其实银杏叶最大的作用是改善心脑的供血。这些年反复地检验，疗效的确不错。

在禾场的下面，以前是一块菜地，现在成了银杏树林，十几年前栽下的银杏树都已有盘子口粗，一排过去，非常壮观。

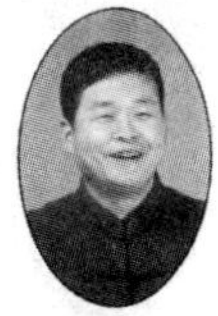

我想秋天的时候,当银杏叶全部变成金黄色,这里又将是一幅多么美丽的画面!

是我偏爱故乡,还是这里的山水原本就秀丽?

在这一棵一棵银杏树下,有着太多太多童年的记忆,我仔细地找寻,看看当年伴随我学中医的一花一草,是否还有身影?

草丛中的黄花苗(蒲公英)依然是那么漂亮,顶端的小花残留,好像是儿时的我当时没有吹尽!此草看似普通,却能治疗体内西医所说的炎症;对于眼疾,正如名医张锡纯所说,无论虚火实火,均有佳效。

那棵被我采过无数次枸骨子的枸骨树,依旧活得很好,它红红的果实,具有滋阴、益精、活络的功效,可以治阴虚身热、淋浊、崩带、筋骨疼痛。

在曾经长着茂盛泽漆的地方,我又看到了它,以前知道它流白色浆汁,担心有毒,上次听完安徽中医药大学王德群教授的讲解后,此刻再来看它,又多了一分了解,显得更加亲切,此药利水效果很好,鲜品有毒,干品无毒。

大蓟依旧是那么肥壮,小时候当野菜吃过很多次，具有凉血利尿的功效，上次同油麻菜一起上太白山，同行的毛水龙老师介绍，此药治疗牛皮癣，疗效颇佳。

这些益母草处处可见，可越来越多的人不认识它了，“中医在民间”，也许慢慢地也将成为故事。

那棵儿时吃过无数次的桑树，依旧在开花结果，虽然我多年没有回家看看，但它依旧结满了果实，按时等着我去采摘，树本无情却有情啊！

女儿在厨房的灶台前，看着奶奶做菜。

小时候的我经常踏着椅子上灶台做饭，今天从女儿身上看到了昔日的我。

多年以后，她也会在这里寻找到今天的记忆！

2016.05.01

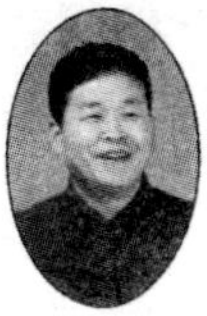

随笔：种盆花，肺炎不再怕

先来阅读一个真实的故事（内容来自于网络）：

在六十年前，朱良春有一次参加支农劳动，下乡割麦，他是带队者，在校西大队劳动，吃住都在农民家中，睡的是地铺，跟农民吃一锅饭（自缴一角五分钱）。在劳动中，他听农民说，附近有一个人专治肺脓肿，很神。

所谓“肺脓肿”，是肺部化脓的一种病。因为那时抗生素还没现在这么多，生了这种病是较难治好的。

朱良春关心地问：“那人是医生吗？会不会治其他病？”

“他只会治肺脓肿。”

“他叫什么名字？”

“成八。姓成，名字叫成云龙，因排行第八，大家都叫他成八先生。”

朱良春问清了成八先生的住址。

趁劳动的空隙,他亲自登门拜访了成八。

成云龙确实有一种叫作“铁脚将军草”的中药,专治肺脓肿。提起这味药,还得从他父亲说起。多年前,成八的父亲生了肺脓肿,咳嗽吐出的是又厚又臭的脓痰,给许多医生看了,吃了好多中药,都没有什么效果。有一天,有个江湖郎中经过他家门前,听说成老爹得了这种病,郎中送给他 7 枚坚硬的块根样的药,1500 克老黄酒拌和,放在瓦罐中密封,然后隔水蒸半个时辰。以后每天食三调羹。服用这药后,病情果然好转,渐渐不咳,也没有什么痰了。后来成老爹就与这个郎中交上了朋友,交情很深。后来这位郎中就把秘方告诉他,并且把“铁脚将军草”送给成八爹种植。

郎中给的“铁脚将军草”是什么样的呢?原来是一块根,把这块根埋在土中,就会发芽长出来,但是长势很慢。三年后,茎只有拇指那么粗,但是根却很粗大,因之得名“铁脚将军草”。

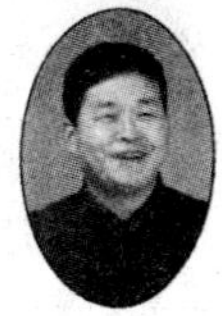

成老爹按照郎中所说,将“铁脚将军草”制成治疗肺脓肿的中药,给肺脓肿患者吃了果然见效,这事就一传十、十传百地传开了,于是成老爹成了专治肺脓肿的医生。成老爹临死前,就把秘方传给了成八,于是成八便成为治疗肺脓肿的医生。

朱良春对他说的话不太相信,暗地走访了好几个他治好的肺脓肿患者,事实证明,名不虚传。

俗话说,精诚所至,金石为开。朱良春敬重成八,成八深为朱良春的人品所感动,就主动赠给朱良春一块“铁脚将军草”的根,让他试种。

“铁脚将军草”长出枝叶后,朱良春带着整株“铁脚将军草”到南京中山植物园鉴定。原来这种草的学名叫“金荞麦”,朱良春翻了《本草纲目》,上面也有金荞麦的记载。后来,朱良春也把成云龙吸收为南通中医院的正式医生,于是,成云龙由农村土医生变成专治肺脓肿的医学专家,成为 1989 年江苏省十佳新闻人物之一。

金荞麦是什么呢?有个道医朋友老张,十年前就给我反复讲过,金荞麦是个好药,可以治疗很多疾病，而且这东西非常廉价，田沟、山坡、沙地，随处都可以生长，繁殖能力很强，一定要用好这味药……听了很多次，就是没有放在心上。

后来丁老师带我们到小川采药，在河边发现了很多金荞麦，看似像庄稼人当成野草，拔后扔在河边，它们没有被晒死，反而扎根下来，自由繁殖。

丁老师随便说了药名，但老张的话却在脑海中浮现出来，这就是金荞麦啊！

我随手挖了一些回家，试试看其药力，果然如老张所说，对于肺热咳喘的确不错。

随后的日子，我发现很多地方都有金荞麦，而且这东西很不容易被消灭掉，它的种子可以繁殖，土里面的块根可以繁殖，就连长苗，随便掐上一截，插在土里，也能繁殖。

为了研究此药，我专门租了一小块地，春天插上金荞麦的苗，很快就繁殖一片，非常容易活，将自己繁殖的金荞麦，用来试其药力，一点也不逊色于山坡上采的野生金荞麦。

更有意思的是，金荞麦的苗，药效也很好，茎不

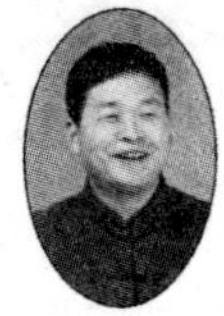

是很粗,但嚼起来,味道很酸,茎是中空的,这两个相,让我有一种“踏破铁鞋无觅处,得来全不费功夫”的感觉,因为我一直在寻找能够疏通中脉的药物,大自然中很多中空的植物,我都试过,而中空伴随酸味的真不多,这也是金荞麦为什么能治疗肺脓肿的特点之一吧。

根块的表皮颜色是红黄之色,和长了很多年的虎杖根一样,这种红黄颜色属于王道之色,其内所含的能量,不可小看啊!

除了这些,它的繁殖能力也是很有特点的,随手掐上一截苗,插上就能活,比番薯的生命力还强,如此强的生命力,其本身就是一种能量的体现,如此强的生命力,面对我们体内疯狂生长的肿瘤,有没有效果呢?在医学研究报道上,发现其有很好的抑制肿瘤的作用。我们随便搜索一下,就会发现有很多这样的报道。

金荞麦提取物对体外培养的肺腺癌细胞、宫颈鳞癌细胞、胃腺癌细胞、鼻咽癌细胞具有杀伤作用,在体内对小鼠移植性 S180 肉瘤、Lewis 肺癌、U14 宫

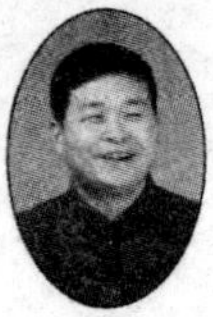

颈癌均有抑制作用，对 B16-BL6 黑色瘤细胞具有体外抗侵袭活性和体内抗转移作用。

前几天家人感冒后出现咳喘，判断为受寒后，肺气郁闭化热，用金荞麦少许（30 克左右），洗净后加水，放到电饭锅中蒸半小时，蒸后放温，喝药汁，药汁没有异味，口感很好，效果也非常好。看着家人喝一次就见效，咽喉不痛了，咳也好得差不多了，我便继续探询金荞麦，此药清热解毒，活血消痈，祛风除湿，可治蛇虫咬伤。

想起道人老张的话，想起国医大师朱良春的故事，既然金荞麦有如此好的效果，如果每个家庭的阳台上种上一盆金荞麦，金荞麦的苗可以随时采来蒸水喝，土中的块根也可以治病，该多好啊！而且金荞麦的花也很漂亮啊，作为盆景也是不错的。

金荞麦的繁殖非常容易，如果一株金荞麦，用苗来不停地扦插繁殖，几百上千株金荞麦，一年就繁殖出来了。

我计划送 50 株金荞麦给大家，每人一株，大家收到后，可以用花盆种植，待明年春天发芽长苗的时

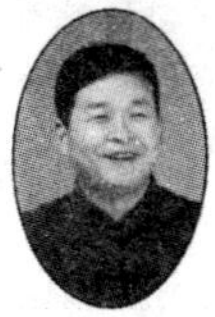

候,当苗长高,就可以掐成几截扦插,每人扦插 10 盆,送 10 个朋友,每个朋友再送 10 个朋友,如此向下推送,一年的时间我们就可以让数万个家庭种上金荞麦!

2016.11.19

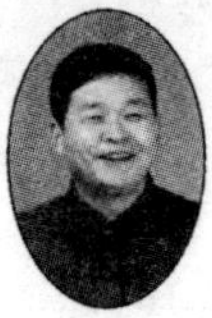

随笔:金荞麦计划

昨晚的文章发出后,收到很多朋友的留言,大多都是留下地址和电话,要求快递金荞麦种苗。

留言中有不少患者,备受疾病的困扰,希望得到后立马能煮水喝,治好自己的病。其实金荞麦种苗也只够一个人喝一两天,希望用种苗来救急,是不明智的,也违背了我们这个计划的初衷,这个计划的初衷是“先传播爱,再收获健康”。

所以如果已经病了,就可以上药房购买金荞麦片,属于中成药,效果虽然没有新鲜的药材好,但还是非常不错的,也可以到中药房购买金荞麦饮片,回家自己蒸水喝,这样可以及时解决手头的问题,不用等米下锅啊!

除掉一些没有地址的留言,有1500多人需要金荞麦种苗,大大超过了我的想象,所以我不得不慎重

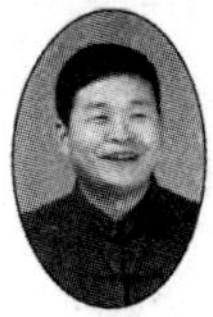

考虑,50 份太少,1500 份太多,最终计划第一批送出 500 份,这需要山庄的客人和工作人员一起到山上去采挖根块,打包,交给快递公司,下周能否完成,还要看天气情况啊!

不过我会尽力把这 500 份礼物送出去的,大家安心等候!

金荞麦计划

在滥用抗生素的今天,如何让家人和身边的朋友,能够在生病的时候,尽量不用或者少用抗生素,这是一个很宏大的想法。金荞麦对肺部感染有很好的疗效,对肠道积滞、风湿也有不错的疗效,药性平和,无毒。

第一批:500 个家庭种植;

第二代:500 × 10 = 5000 个家庭种植;

第三代:5000 × 10 = 5 万个家庭种植;

第四代:50000 × 10 = 50 万个家庭种植。

由于金荞麦的苗很容易繁殖,扦插后要不了两个月,子代就可以扦插了,我们一起来努力,用一年的时间，就可以让身边的很多家庭种上金荞麦。

由于金荞麦全国很多地方都有，如果你身边也有金荞麦，欢迎送给身边的朋友，让我们一同来启动金荞麦计划！种苗别吃了啊，先传播爱，再收获健康。

2016.11.20

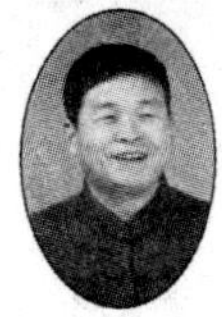

随笔:金荞麦行动

十堰明后天就要下雨下雪了,如果不能及时将金荞麦根块采挖回来,等到下雪了,再上山就有些费劲了,让大家担心很久,也不是事啊!吃完午饭,临时决定,下午进山去挖金荞麦,为500个朋友准备一份礼物,3点钟来到养心山庄,高呼一声:上山啦,采药啦,挖金荞麦啦!

计划就这样开始落地了。下面是我们的采药大军——金荞麦计划的第一批支持者。

看看这些志愿者,最小的才几岁,爬起山来不输给任何大人,左手拿着药铲:“我要去采金荞麦!”

无论金荞麦计划实施结果如何,我们只要回想这些画面,都将是最美丽、最感人的片段。

金荞麦虽然很多,但要到达野生、无污染的深山腹地,找到最天然环保的金荞麦,我们还得爬上四五

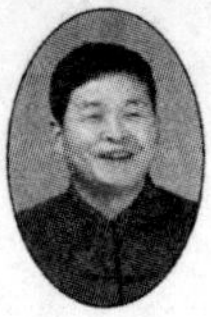

十分钟的山路，到达目的地时，大家都浑身是汗，但心情无比喜悦，因为大家看到了遍地都是金荞麦，这家伙的繁殖力真强啊！

随便扒开一棵看看，发现在万物凋谢的此刻，金荞麦正在发芽，充满着无限的生机，让人一眼就发现，这个东西果然不同于一般的花花草草。

金荞麦生长在潮湿的环境，如果地下的根块长了三年以上，没有采收，它会变黑，慢慢腐烂，周围会继续长很多新的嫩的块根。

如果要用来繁殖，选择新的、嫩的，颜色红黄之色，而不是黑色的，这是最合适的，在这个季节随手扒开一棵，在新的根块上你会发现，有很多嫩芽，这就是即将要长出苗来的。

如果大家细心观察，今年长的苗虽然大多数都枯萎了，但靠近根部还有一截没有枯萎，而就是这没有枯萎的桩桩，每个节上，都开始膨大，长根须，长新芽。如果大家种植后，将这些枝条剪下来，随便埋在土里，都会长活，繁殖下一代。

采药虽然有些小辛苦，但来自台湾的同胞，湖

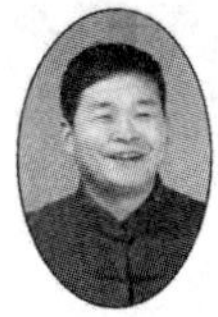

北中医药大学的校友,还是玩得很高兴。有人说中药材没有野生的,中医毁于中药,只是说这话的人没上过山,只要有青山绿水,就有无数的野生药材啊!

这片金荞麦长了十来年了,如果不是我遇见,并认识它,记住它,那么它们将依旧一边长,一边枯萎,满山是宝,缺乏识宝人啊!

人生不也是如此?

满满的10蛇皮袋,我们一下午搞定,并齐心协力扛下山来,其间有一位朋友下山时不小心扭伤了脚,山庄的工作人员和两位客人,轮流搀扶,最终安全下山。

丰收的喜悦掩盖了小小的伤痛,大家在天黑前急忙收拾,将带嫩芽的块根挑出来,一箱箱装好,点数,看看500份够不够。

500份礼物,已经准备妥当,明天开始填单,后天网上采购的600个小纸箱到位,过不了几天,这些小苗就可以出发了,奔向全国。

所有金荞麦块根,一律通过快递发货,送货上

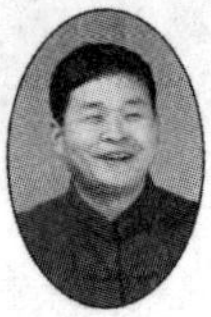

门，我们不收任何费用，但快递费到付，请大家及时收领、种植，别延误太久令种苗干死了，不要辜负这些朋友上山采药的辛苦。

金荞麦计划，有你，有我，还有他！我们一起来振兴中医，弘扬国粹！

2016.11.21

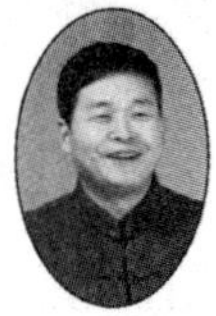

随笔:金荞麦故事

昨晚喝了一碗金荞麦蒸的水,睡觉很好,感觉此药透发体内郁热的能力还是很强的。600 份金荞麦种苗已经寄走了,这两天已经收到一百多份回复,每个金荞麦都有一个身份证号,我们这边也有记录,这样可以追踪以后金荞麦的种植和繁殖情况,更好地服务于大家。

这次共发出近 600 份,从药材种苗的采集,到包装、发货,不是件容易的事情,让我们回忆这些美好的片段,感恩所有参与的人!

赶在下雪前,我们在一个比较阴冷的下午,大家怀着一颗火热的心,进山采挖野生无污染的金荞麦种苗。

在寒风中,看着这缕缕生机,想象着这一棵小苗可以让几百上千个家庭受益,我们的心情是非常激

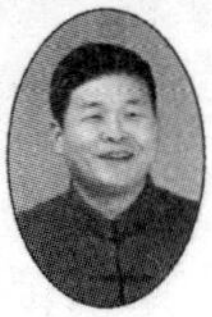

动的，大家热火朝天地干完了600份种苗的采集工作。

回来后，冒着毛毛细雨，大家摸黑将所有种根从泥土和杂质中挑选出来，一边挑，一边数，承诺大家的500份够不够啊？不够还得冒雨上山，大家可能不知道，这次上山采药，一位洛阳的朋友不小心滑倒，原本以为只是扭伤脚踝，后来拍片发现骨折了，所以这些种苗来之不易啊！

从网上订购了600份包装盒，大家一起来打包。

五岁的小朋友都参与进来，看着大家为了这个金荞麦计划的付出，我只有在心里反复地感谢，没有大家的帮助，这个计划不可能实施得这么顺利。

每份礼物都有一个药袋和一份倡议书，都有一个身份证号，我们养心山庄用最朴实的想法，将这份礼物做好，送给大家，希望一起来传递！

播下的是希望，传播的是友爱；

振兴的是中医，唤醒的是良知！

这几天也接到快递公司的电话，说有近20份包裹，接收者拒收，如果我们再要求快递公司寄回来，

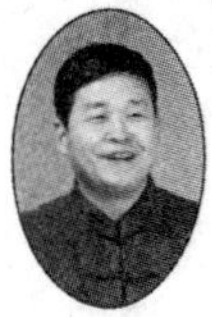

这样要承担往返两次的快递费,而且种苗在密闭的箱子里待了一周左右,可能已经干枯了,所以只好建议快递公司做抛弃处理。

抛弃啊!

虽然数量不是很多,但还是有些小伤心啊,好好的 20 份就这么抛弃了!

很多人问什么时候再发第二批货,说实话,我希望发得越多越好,因为基数越高,传播就越快,但这些拒收的人,让我们有些犹豫啊!

发还是不发呢?

2016.11.28

随笔:目标

最近上午看病,同病人聊天,叮嘱其回家多干干活,这样身体恢复就快了,得到的答案常常是:我每天都在锻炼啊!

我则常常再叮嘱一句:锻炼不能代替干活!

病人大多数的回答是:没有什么活干啊!

在大家都在抱怨劳动力成本上升的今天,一方面很多企业招不到人,一方面很多人不愿意干活,借用一位长期打麻将的大姐说的话,去挣这点工资,还不如打麻将舒服!

当今社会国富民安,百姓家家有积蓄,很多人不缺吃,大家就不再去艰苦创业了,反正手中的积蓄够花,每天就是锻炼,玩玩。

生活富裕了,人也懒了!

开车如果没有目标,没有方向,在高速路上瞎

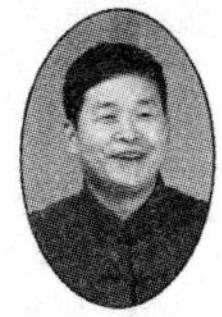

转,那是很可怕的事情,而我们每天起来,如果自己的生活没有目标,糊糊涂涂地过着每一天,那也是很可悲的事情。

财富可以给我们带来安全感,但财富不应让我们变得懒惰。

佛家有人生的三大境界:看山是山,看水是水;看山不是山,看水不是水;看山还是山,看水还是水。

我们的工作也是三大境界:工作是工作,工作不是工作,工作还是工作。

当我们可以不需要去工作的时候,你还去工作,你才能体会到工作的真正意义。

因为已经不再是为自己去工作,工作已经超越了工作本身。

人一生不仅仅是为了个人和家庭而活着,成就这个小我是最基础的,后面还有很多事情等待着你去做,新的目标,新的方向,这些不再与名利有关,而在于认清自己作为社会一分子之后,该尽的责任。

有个新闻报道:"失地农民变'富翁',开着宝马当环卫工。"这种心态,这种精神,才是应该有的精神。通过大量的临床观察发现，女性疾病多与脾气不好有关，男性疾病多与不干活有关。男人为乾，为阳，阳主刚强，不动则阳气郁积而生病。女人为坤，为阴，阴主柔顺，性情焦躁则气逆而生病。

说句实在话，其实多干活，身体就健康了，成就了别人，也还是成就了自己啊！

2017.02.19

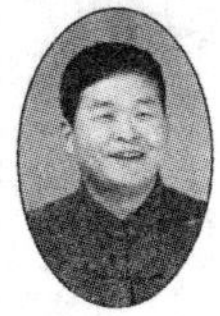

随笔:存在

窗外淅淅沥沥的雨声,
在向我诉说,它的存在!
正如楼下的小狗丹尼,
每次回家都会跟在我的后面,
它也在诉说,它的存在!

然而,
当我听到淅淅沥沥的雨声,
我的觉性告诉我,
这雨声在提醒我——我的存在!

当丹尼咬着我的裤腿,
被我拖进家门,
我的觉性告诉我,

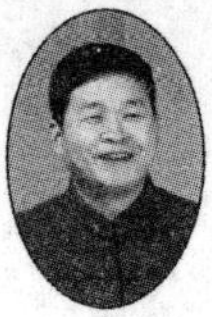

小狗在提醒我——我的存在！

院子里淡黄色的月季，
正在幽幽地开放，
美丽的花瓣和香味，
在向我展示它的存在！

我能看到花瓣，
我能闻到花香，
这一切都是因为——我的存在！

我不会追随雨声的幽怨，
也不用抱怨小狗的调皮，
更不用沉迷花的芬芳，
因为这一切，
都是身边最好的礼物，
它们时刻在提醒我，
这是我的存在！

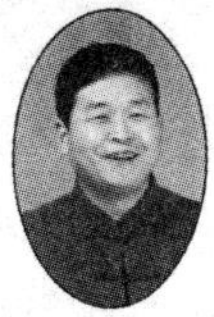

这个世界如此美好,

并不是因为别人的赞美,

世界才会变得美好!

只是因为不断完善自己的存在,

我们共同的世界才会更加美好。

2017.05.22

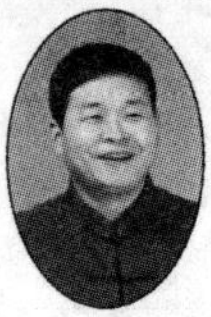

随笔：离别

自从那次亘古的离别
我一直在流浪
如同一叶小小的扁舟
漂荡在茫茫的海洋
但我依稀记得
那个温暖的港湾
如同母亲的怀抱
充满着爱和慈悲的土壤
开满了无数的鲜花
我在苦海中反复地流浪
一直漫无目的寻找方向

有时我都不确信
那个隐隐约约的港湾

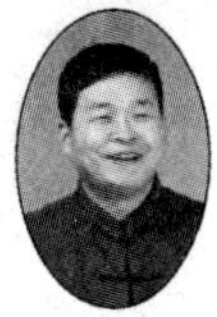

是否真的存在
但这个隐隐约约的记忆
就如同一块微小的磁铁
总是不停地
将我拉向某个方向
但是这个微弱的力量
每当遇到生命中的风浪
总是显得非常苍白
然而这份回家的渴望
却永远,挂在心头上

今天
忽然看见遥远的灯塔
正放着光芒
指引迷途的我
找到回家的方向
此时才发现
那无数次离别时的梦景
真的在亘古发生过

从现在开始

打点好回家的行囊

开启回家的远航

2017.05.24

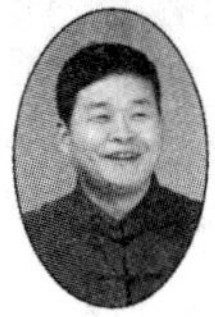

随笔:如果你愿意

医道不传,已经久矣!
习惯冷漠,更是漫长。
从鲁迅先生笔下,我们可以看到:
要想改变一个民族,唯有教育!
要想改变一个民族的健康状况,
还是教育,教育就是传道!
面对世间复杂的现象,
面对众多庞杂的呼声,
什么才是知识的源头?
什么才是健康的起点?
唯有道!

医道不传,已经久矣!
我愿将任之堂,

作为传播道的平台，
作为实践道的土壤，
让医道之光在这里盛开，
照耀每一个需要照耀的人！

医道不传，已经久矣！
如果你愿意，
用你对道的领悟，
帮助更多的人，
任之堂欢迎你！
如果你愿意，
用你毕生的精力，
去领悟医道，传播医道，
任之堂欢迎你！

医道不传，已经久矣！
我们生活在这个一体的世界，
我们应该去了解这一切，
因为时间真的很少，

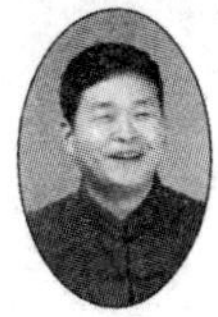

我们的一生弹指挥间,

借医悟道,以道御医。

能明白,且去实践!

不枉一生!

医道不传,已经久矣……

2017.06.12

随笔:如果我老了

今天下午,在九针山庄讲完课,开着车回家,一路上遇见美丽的晚霞,做了一次追赶晚霞的人。

如果我老了,
我不会再留恋城市的喧闹,
我会在一个经常有晚霞出没的地方,
建一个中医小镇。

如果我老了,
我会召集几个志同道合的中医人,
我们一起住在中医小镇,
每天看看病,
更多的时候,大家相互切磋医理,
我们一起带几个好徒弟。

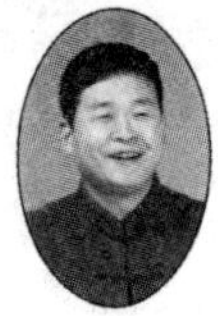

如果我老了，
我会种上一块菜地，
吃自己种的庄稼，
和虫子一同分享美食，
这里没有农药和杀虫剂，
只有相互的理解和分享。

如果我老了，
我会偶尔上山采药，
用这些药给小镇的朋友治病，
不收取大家的一分钱，
因为药是我采的，
分享，我乐意！

如果我老了，
我会和朋友一起打坐参禅，
一起感悟生命的真谛，
将此生所走的中医之路记录下来，

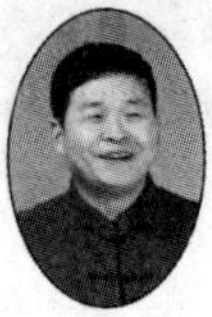

让后人不再迷路，勇往直前。

如果我老了，
我会在夕阳下，
和几个老人下中国象棋，
不争输赢，只找乐趣。
如果能将中医和棋道结合起来，
将可以玩到人生的最后时刻。

如果我老了，
我会用自己的医术，
照顾好一群老大爷和老太太，
大家一起安享晚年，
让儿孙门在城市里打拼，
我们在山里的小镇散步。

如果我老了，
真的有机会这么做，
我一定不会放弃，

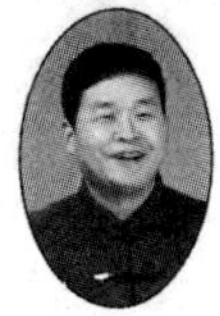

远离雾霾,

远离喧嚣,

远离手机和霓虹灯……

在中医村,

日出而作,日落休息,

如农民般地,将中医和种地进行到底!

2017.07.19

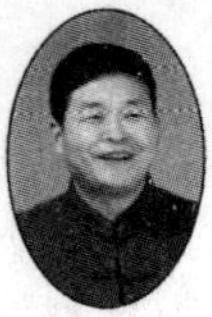

随笔:夏令营精彩分享(之一)

本次中医夏令营,我们招收的是 7 到 11 岁的小孩,本次活动主题是:播种。

播下中医的种子,期待茁壮成长。

如何播种? 如何具体实施?

本期所有的活动围绕两个核心展开:培养小孩的专注力和象思维能力。

有了专注力,就能静下心来学习任何东西;有了象思维能力,就能开发智慧,提升其分析问题和解决问题的能力。

报到当天,我们组织大家一起放生,培养小孩的仁爱之心和慈悲之心,要想成为苍生大医,没有仁爱之心,是不可能的!

开班之日,请来国家一级茶艺师何俊老师,在何老师的带领下,大家学习了传统礼仪,开启了这次中

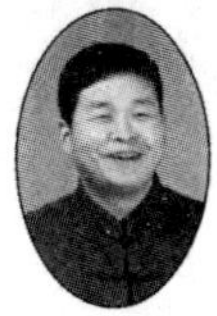

医夏令营的大门。

首堂课讲礼仪,发蒙开智,先从修身立德做起,以德为先,心存谦卑、中正、感恩,娓娓道来,润物细无声,家长与孩子都得到身心沐浴。

每天在书画家徐中老师的带领下,小中医静坐下来,开始写字抄经,好动的天性,此时却能静坐一两个小时,一笔一画地用毛笔写小楷字,达到了练习专注力的效果。

此时此刻,看不见打闹,大家全神贯注,一笔一画地练习:专注力。

为开启象思维,我们组织几个游戏,其中一个:从盆里面取水,将桌子上的杯子加满,每样工具只能使用一次,每个人选择的东西不能一样,26 个小孩,会有 26 个不同的工具。

刚开始有的人用杯子、杯盖、碗、肥皂盒、牙刷桶、竹筒……等这些常见工具用完后,剩下的小孩开始学会了制造工具,用手来捧、用纸做成一个取水器、用毛巾吸水……

一个简单的游戏,小中医门想出了几十种方法,最后总结：只要具备了一定容积的物件，就可以完成目标任务，容积就是大家需要寻找的“象”。这些工具，因为有容积，所以都具有相同的象。

这是一个打开快递包裹的游戏：大家每个人找一样东西，打开快递包裹，每个人选择的东西不能一样，26 个小孩，会有 26 个不同的工具。

然后再分析 26 个工具之间的共同点，这就是象。只要具备这个象，就可以完成打开快递包裹这个工作。

刚开始是找工具，后来有的小朋友开始制造工具，启发大家的思路，孩子学会观察事物的本质，思维变得灵活起来。取象比类——这个中医核心思想的学习，借用这两个游戏开始展开。

当天作业：请用你喜欢的方式，写下“中医夏令营”这五个字。我们收到了 26 份不同的答卷，每份答卷都充满了创意。

通过上面的象思路，接下来，大家面对一把锁，这把普通的锁，具有哪些象呢？所有的象又有什么作用呢？看看这 26 个小中医的答案：

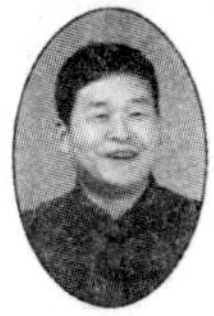

1. 能将两样东西锁在一起。

2. 吊垂直线:扯上一根线,借用重力,就可以吊出垂直线。

3. 信物:可以作为朋友间的信物。

4. 加工成指南针:切一小条下来,磁化后,就可以做成指南针。

5. 闭锁与开锁的寓意:锁处在不同的状态,可以表达不同的意义。

6. 打火:切成两片,碰撞可以产生火花。

7. 氧化后入药:铁做的,生锈后可以入药。

8. 按摩:按摩和拍打患处。

9. 检测矿物质的硬度:利用其已知的硬度,可以判断矿物质的硬度。

10. 健身器材:多弄几个,可以举重用,作为健身器材。

11. 做尺子用:边缘是直的,可以作为尺子,画直线用。

12. 导电:可以用来连接电线,因为它导电。

13. 印章:在底部刻上字,可以制作成一枚印章。

14. 如果地震了，被困了，借用它，敲击其他物体，发出求救信号。

15. 装饰：可以作为装饰品来使用。

16. 模具：特定的外形，可以作为模具。

17. 很硬，可以敲核桃，打碎其他物体。

18. 连起一串锁，可以做锁链。

19. 挂在索道上，可以做索道扣。

20. 可以借助它，将一些不容易沉下水的物品，沉下水。

21. 可以做模型，用来画锁。

22. 可以作为磨刀石。

23. 加在杯子里，可以使水位上升，变化容积。

24. 导热、吸热：它能吸热，太阳晒热后，就可以用来热敷身体的痛处。

25. 用其锋利的一边，可以划东西，也可以在水泥地上写字。

26. 作为镇纸用。

27. 锁扣可以做钩子用，用来钩东西。

28. 防身武器。

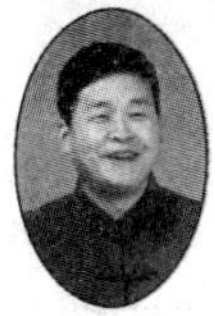

29. 锁扣反光,可以反光当信号。

30. 将其熔化后,可以做各种东西……

大家的思维被打开,锁已经不再是那个锁了。

这些小朋友,真的很棒啊!

我们传播的不是死知识,而是智慧!

2017.08.03

随笔:夏令营精彩分享(之二)

来自挪威的歌唱家,住在养心山庄的菲利斯女士,听闻我们举办夏令营,立即申请要给小孩子们上一堂音乐课,人生的机缘真的这么巧哦!

在前几天任之堂12周年庆的时候,这位歌唱家一首《观音菩萨如秋月》,让在场的很多学生泪水不自主地流了出来,生活中很多东西都是相通的,音乐、中医与道,都能入心啊!

这次夏令营上,菲利斯给小朋友们讲了音乐与道,教大家如何吸气,如何发声,并带领大家唱观音菩萨的《六字大明咒》,声音从丹田升起,从百会发出,最后又回归丹田。

一遍唱罢,余音绕梁。

我感觉全身的毛孔打开,身体微微出汗,头脑异常清灵,没想到歌声有如此神奇的效果。

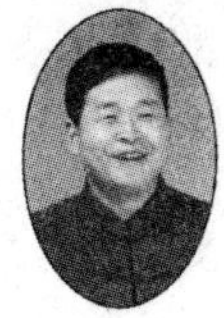

在场的所有人,能够接受如此美妙的音乐洗涤,也算是莫大的缘分。

正在西藏义诊的刘晓伟医生,专程从西藏开车过来,给这些未来的中医,分享了中医基础理论,图文并茂,深入浅出,将枯燥的中医基础理论,轻轻松松地传授给这些没有基础的小孩。

谁说切脉难学?

这些小朋友们学起来,还真是那么回事,从一招一式开始练习。

弦脉是这样来练习的。

如按琴弦。

这次为小朋友们设计了一个特殊的脉法课:葫芦脉。

四种葫芦说清楚人体的气血分布状况,并现场找出这样的葫芦脉,小朋友们兴奋地学起号脉来。

倒葫芦叔叔,正葫芦哥哥,怪葫芦阿姨。

我是什么葫芦啊?

小朋友们问得最多的就是这个问题。

思虑过度的,情绪激动的,多是倒葫芦。

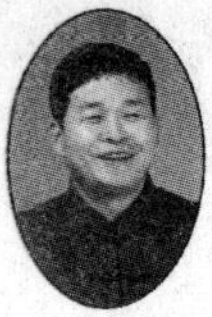

性格沉稳的，不爱运动的，多是正葫芦。

经常躺着的，遇事纠结的，多是怪葫芦。

心情开朗，为人豁达，喜欢运动，阳光心态，冰糖葫芦啊。

不号脉，也可以大致分一分。

您是什么葫芦？

2017.08.05

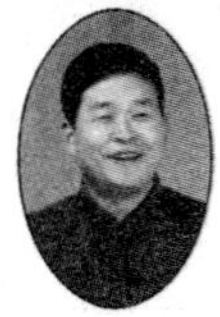

随笔:夏令营精彩分享(之三)

播种!

播下有爱心的种子,播下富有专注力的种子,播下有象思维能力的种子。

这是任之堂第一届亲子夏令营的活动主题。

给孩子们上完太极周天灸的课程后,每人发一根 70 厘米的艾条,由艾灸老师手把手教大家操作。

爸爸,你的脖子不好,我帮你艾灸。

老爸,这个温度合适不?

给妈妈艾灸中脘穴,让妈妈的胃好些。

这一刻,爸妈是幸福的。

这一刻,宝宝是幸福的。

这一刻,大家是幸福的。

晚上,用任之堂特有的中药泡脚方,小朋友们给爸爸妈妈泡泡脚。

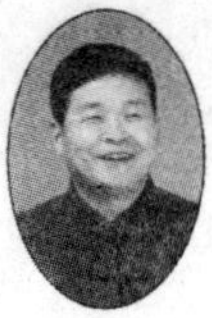

爸爸辛苦了。

老爸，舒服吗？以后我常常给您泡脚。

这份温暖，有些期待。

这份温暖，很少奢望。

这份孝心，一切值了。

水温正好，爸爸慢慢享受。

我会永远记住今天。

我会好好照顾您的。

爸爸妈妈，别哭。

这是孩子们应该做的，我们要学好中医，更要做个有爱心、有孝心的人。

尊重生命，成就苍生大医，从孝顺爸爸妈妈开始。

我们是任之堂的同学了。

要好好学习传统文化，好好学习中医。

今后做一个有益于社会、有益于国家、有益于人民的人。

2017.08.08

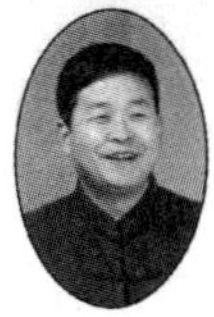

随笔:夏令营精彩分享(之四)

夏令营很快就过去了,7 天时间看似很长,其实很短。

这张集体合影,会留存很久,也许 20 年以后大家再相聚,今天播下的种子,那时已经成为参天大树。

这是学习阴阳九针时的照片,谁说小孩子怕针,学习起来可认真了。

给爸爸妈妈扎针,一点也不含糊。

为了下一代,这个小痛苦值得。

看看大家的扎针水平,一点也不差啊!

这可是初学九针的儿童扎的针啊!

北京中医药大学毕业的王韬老师,带领大家认识草药。

天气虽热，但知识更吸引人。

采回来的草药做成标本，完美。

这些中药材标本，摆起来真的很有美感……

带领小朋友们来任之堂中医门诊部，认识中药饮片，熟悉常用工具。

看看这些专注的眼神，明天的中医队伍又壮大了……

当古老的制药工具遇上年轻的中医学童……

参观医药公司，现场感受上千种中药标本，看看堆积如山的药材，还是很有震撼力的……

在百草园唐老师的带领下，参观几百种中药材……

每天的时间过得都很快，但每天的劳动课成了大家健身的时间，一边干活，一边流汗，这日子还真是畅快！

俺家的宝宝虽小，但不能落人后啊！

干完活，陪姐姐聊聊天。

每个小朋友都很优秀，最后都获得了优秀纪

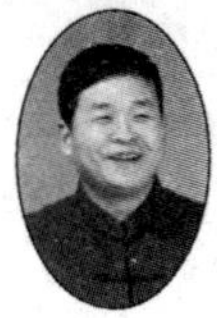

念奖。

这个葫芦将伴你们一生,悬壶济世,美好的祝愿。

今天的学习很美好,期待明天的旅程更精彩。

做个好中医,不仅仅是家人的梦想,更是我的理想。

人法地,地法天,天法道,道法自然。

离别是难免的,我们因缘而聚。

谢谢各位老师,谢谢各位家长,谢谢各位同学!

好姐妹,好同学,我们还会见面的!

感恩所有家长的辛勤付出。

感恩工作人员的辛苦劳作。

感恩各位朋友的鼎力相助。

2017.08.11

随笔:为什么

为什么要你跋涉千山万水,
来到九针庄园?
因为,在这里,
你会听到关于道的声音,
道是一切的源头,健康的根本。

为什么要你耗费几天时间,
静下心来参悟?
因为,心若清静,
一切皆有可能,
我们缺乏倾听自己的心声。

为什么要你认真背诵经典,
还要吃素几天?

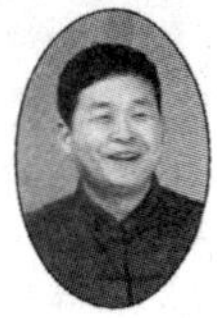

因为,经典有力量,
它可以唤醒迷途的羔羊,
重新找回回家的路径。

为什么要你公益传播九针,
还要天天开心?
因为,爱是钥匙,
任你聪明胜禹尧,
没有爱来也枉然……

借术传道,我们一直在做。
每一期活动,我们都会分享。
因为,这才是九针传播的真正原因,
一起探索生命的真相,
用九针,步步去证实,
这里有你,有我,还有很多有梦想的人。

2017.11.27

随笔：放生感悟

每个月的最后一天，任之堂都会组织放生活动，这些年都是如此走过来的，很多人支持放生，也有很多人反对放生，今天我谈一谈 2017 年最后一次放生的感悟。

2017 年 12 月 31 日，和往常一样，我每个月的最后一天休息，但也是最忙的一天，早上 6 点起床，开车来到大市场，在昏暗的灯光中，此时天还没有亮，蒙蒙的感觉，停好车，走进大市场，人山人海，异常忙碌，大家都在采购今天需要的货。

整货、卖货、买货、算账、数钱，我则在一边走，一边观察，看看大家的面部表情，同时寻找适合放生的动物。

市场内地面非常潮湿，这么冷的冬天，在这样的环境工作，从业人员的身体并不是很健康，来来往往

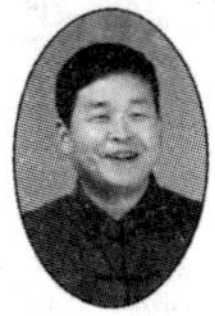

的人,面上很少能看到喜悦的笑容,躁动和不安,充满整个空间,很多面部表情是麻木,杀鱼的很自然地拿着刀背敲打鱼头,鳝鱼在手中沿脊背划开;田螺用机器搅掉身上的污泥,打掉田螺的尾巴;成堆的腊肉、腊鸡、香肠,一切习以为常,一切理所当然……

看到这样一个繁荣昌盛的状态,我也开始怀疑,这每个月的放生,有意义吗?为了确保放生的动物能够存活下来,我买了一些鲇鱼、甲鱼和草龟。

等待被宰杀的生命太多,放是放不完的,而且放生之后,后面的养殖者、捕猎者,依然在继续,这个循环的圈子,如何才能被打破?打不打得破?有没有必要打破?

早上所看到的一切,使我进入了一种沉重的心理状态,就好比我天天说要少吃生冷之物,可听进去的有多少人?

上午9点,我们准时在九针庄园举行了放生仪式,仪式开始前,我给大家做了一个简短的发言:

今天是本月的最后一天,也是2017的最后一天,我们依照这几年来的习惯,每月最后一天带领大家放生，请大家明白一个道理，这些乌龟和甲鱼，它们自身难保，差点被煮了，我们不要期待这些甲鱼能够帮我们治疗好身体的疾病，甲鱼和乌龟保佑不了大家，放生的目的不是向放生的动物求什么，而是培养大家的慈悲之心，用慈悲之心和爱心来应对身边的一切，这才是放生的目的！

吕祖的百字碑上写道：动静知宗祖，无事更寻谁？

当我们明白自己这个身体的核心在哪之后，就会处处遵从这个核心来处理事情，放生只是一种形式，通过这种形式来唤醒大家，唤醒自己，虽然唤醒的方式有很多，但这是利人利己利动物的事情，不应带一丝一毫的功利之心，有了功利之心，就是外求了，又失去了内在的宁静。

当动物被杀这个场景出现在面前，若心中为此升起一片慈悲之心，此时已经是帮了自己；救下动物去放，便是帮了动物；如若能借此机会让见闻者生慈悲之心，则放生一事意义非凡……

人生处处如此，人生时时如此。

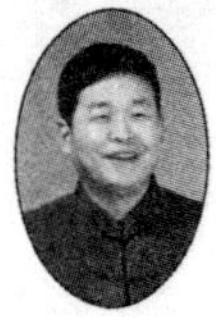

褪掉外在的一层层迷障,时刻看清自己内心的状态,意识在不停地升起,如同水中冒起的泡泡,升起的是慈悲的泡泡,还是得意的泡泡,是自我显摆的泡泡,还是欲盖弥彰的泡泡……

只需要看着这些泡泡,外在的一切声音,都将如天边飘过的云,再美也是一瞬间,再黑也会消散,只有内在的如如不动,才是一种踏实。

愿时时刻刻,能借所见所闻,不断地提醒自己:

把根留住,不要追随外境!

2018.01.02

随笔:中医村是干啥的

很多人问,你们搞中医村,是干啥的?

今天谈谈我心中的中医村,它应该是这样子的:

从九针庄园到中医村的地界,要走 1500 步左右,距离大约 1 千米,步行上去,约 30 分钟,走这条山路,要经过小溪、山谷、林荫、乱石,每次爬完这段路,身体都会出汗,既不会让人累得受不了,又不会让人觉得太轻松,是一个爬山锻炼的好路径,我们计划修成石子路,这样上山就成了很好的健身方法。

在路旁,每隔 15 米左右,计划建一个小花池,每个花池依据周边的环境,种上一味草药,这样爬完这条山路,您将会认识 60 味左右药材,如果您是个用心人,发现这 60 味药材,已经对应了很多常见疾病的治疗方法。

在这条道上,依据不同的位置特点,我们会用中

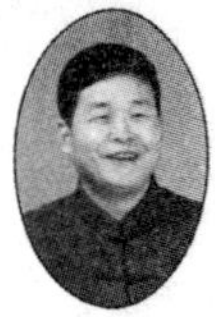

医经络穴位名称标明,比如,曲池、合谷、百会、涌泉、云门、鱼际等,当您走完这条中医之路,您已经对传统的经络有了一个系统回顾,学习中医的人,您可能会流连忘返,但要知道,山顶更有趣哦!

山上 60 亩地,会种上几百种药材,四季都可以看到美景,春天的桃花、杏花、牡丹花、芍药花等,夏天的荷花、金银花、凌霄花、凤仙花等,秋天的菊花、桂花、芙蓉花等,以及冬天的梅花。

到时候,既有春天的满山红遍,也有秋天的树树金黄。

美是自然的,但里面传递出来的信息,更会让进入村庄的人,受益无穷。

看见的,皆是美景,处处是药材。

吃到的,均是美食,吃的是药材。

谈论的,都是中医,人人都懂医。

这里将是培养中医学子的摇篮,因为有不少好中医在此传医道。我们一起学习采集药材,一起学习药材炮制,一起研究组方制法,一起观察天地阴阳……

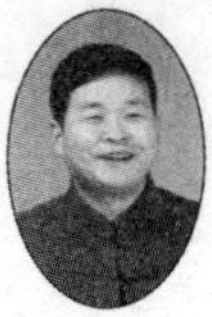

这里将是养生养病的胜地，因为这里四季分明，阳光充足，土地肥沃，空气绝佳。

这里也将是修身养性的地方，因为这里远离城市的喧嚣，是一方中医的净土。

采菊东篱下，悠然见南山。

在这里不是梦想，你将每天可以体会：落霞炊烟起，回屋闻酒香。

让病人在这里康复；

让老人在这里延年；

让学子在这里飞翔；

让大家的心，都能与天地接壤！

这就是我心目中的中医村，它承载了我的很多梦想，也承载了很多人的梦想！

2018.01.15

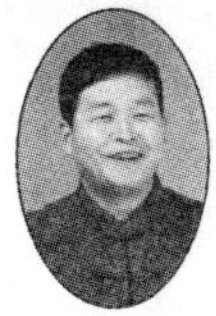

随笔:冬令营分享——播下道的种子

2018 年的 2 月 1 日,我们迎来了任之堂亲子冬令营,在礼仪老师的带领下,做了美好的开营仪式。

本次冬令营的主题是:建设中医村。

建设中医村的目的是什么?

冬令营小朋友和这有什么关系?

让病人在这里康复;

让老人在这里延年;

让学子在这里飞翔;

让大家的心,都能与天地接壤。

让病人在这里康复,就需要自己能够成为一名中医。

让老人在这里延年,就需要自己懂得生命的内在,懂得养生之道。

让学子在这里飞翔,就需要有博爱之心,愿意将自己学到和悟到的知识，分享给更多的学子。

让大家的心，都能与天地接壤，需要真正地体会到天人合一的境界，并带领大家做到天人合一。

所以要成为一名合格的中医村村民，是一件非常不容易的事情，所以这次小朋友们需要学习的东西很多，有治病救人的知识，户外急救的方法，学会配药酒、制膏方、搓丸药……

也会孝顺父母，学好养生知识的一面，拔罐、艾灸、足底按摩……

也会一起上山采药，一起种植药材，石菖蒲、麦冬、大枣……

更重要的是，认识到自己内在的重要，一切从内做起，播下向内求的种子，早日体会到天人合一的状态。

为了让小朋友感受到内在的重要性，我们设计了几个游戏：

第一步：大家每人在黑板上写两个字：中医。

第二步：让大家观察，这几十个"中医"的不同点。

第三步:思考问题。

问题1. 为什么每个人写的字不一样?

问题2. 人与人最大的不同在什么地方?

问题3. 是外在重要,还是内在重要?

通过游戏,所有小朋友都明白了:每个人写的字不一样,不是笔的问题,也不是黑板的问题,而是内在的问题,人与人最大的差别,不是外表,而是内在,内在的重要性,远远超过外在的重要性。

接下来,我们继续用游戏的形式,让小朋友们明白,内在的完美,才是真正的完美。

第一步:请几位同学上台,吹笛子。

第二步:大家听听各自吹出的效果。

第三步:思考问题。

问题1. 为什么同一支笛子,吹出来的声音却不同?

问题2. 人与人最大的不同在什么地方?

问题3. 是外在重要,还是内在重要?

将吹笛子和中医教学结合起来,启发大家:

吹笛子如同给患者切脉,假如有一天,这三位吹笛子的同学成了中医，如同吹笛子一样，来给患者切脉，是不是切出来的结果也完全不同？

笛子的声音有好听的，也有不好听的，那是否切脉也是如此？

如果不向内求，不提升自己内在的力量，我们看病切脉会不会误诊呢？

通过书写“中医”两个字，通过吹笛子，我们意识到只有内在的提高，内在的完美，才能书写出最美丽的人生，才能吹出美丽的音符。

努力去发现内在的自己，努力去提高内在的自己，将是本次冬令营最核心的东西。

但是内在的自己看不见，摸不着，如何才能发现，如何才能提升呢？

我们内在的自己——思想意识，这是看不见、摸不着的，虽然我们时刻知道自己心里的感受，但我们如何去找到它的存在？

寻找看不见的存在，是我们一生要学习的东西。

让我们一起去体验这些看不见的存在。

接下来，通过游戏，让小朋友们开始思考，如何

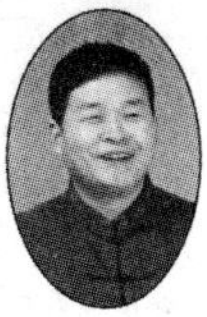

寻找看不见的存在。

我们都用过电,常见的用电器有:电灯、电话、电扇、电饭锅……我们每天用电,但我们知道电是什么样子吗?

看不见!无形无质,但它左右着所有的电器设备。

就好比我们的思维意识,我们的大脑在思考的时候,看不见,摸不着,但这些思维意识,却时时刻刻在指引着我们的活动。

我们如何才能证明,电线里面有电的存在?

小朋友们说出了几十种方法,通过这些方法就可以证明电的存在。

借用游戏,将中医结合起来,其实中医诊断疾病,借用舌象,借用脉象,来判断身体里面看不见的气的状态,也是借助我们看得见的象。

在这个游戏中,开始给小朋友们引入"象"这个概念,然后引导他们,利用象思维,来寻找看不见的存在。

通过寻找电的存在,让大家意识到很多看不见的东西,可以证明它的存在——象。

当能够证明电确实存在,我们就可以利用电,来帮我们解决生活中的问题。

通过一些表象,可以寻找看不见的存在,能够帮助我们认识到更加广阔的天地,因为这个世界,我们能够看得到的范围,其实是非常狭窄的空间。

借用象,继续寻找看不见的存在,找到开启世界的密码。

通过游戏寻找温度的存在,激励大家去证明看不见的存在。

桌子上有两杯水,一杯开水,一杯冷水,温度不一样,现在要求大家,通过不同方法,判断出开水和冷水。

温度是看不见的,但它是客观存在的,就好比发热的病人,我们如何知道他在发烧?

很多小朋友给出了答案,证明了温度的存在。借用此机会,阐述医理:借助看得见的象,证明看不见的东西存在,这就是中医的诊断。

将讲课的主题思想提升到:培养 双慧眼,我们就可以借助所有的象,看清楚背后的实质。

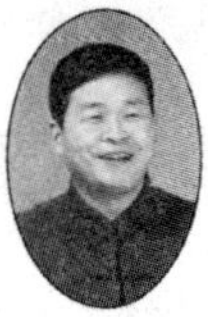

最后一个游戏:大家去寻找一种看不见却又存在的东西,很多小朋友都找到了自己看不见却能够证明它存在的东西。

有位小朋友的答案是:爱。

我问,如何证明爱的存在?

小朋友走到妈妈身边,拥抱妈妈,说:“我爱妈妈!”

证明到爱的存在,将冬令营的主题思想升华到了道的高度,因为有爱,才能感受到道的存在。

感恩上天给我送来这么好的学生,在我的一步一步启发下,顺利地帮他们播下了“道”的种子。

知其雄,守其雌,为天下溪。

为天下溪,常德不离,复归于婴儿。

知其白,守其黑,为天下式。

为天下式,常德不忒,复归于无极。

知其荣,守其辱,为天下谷。

为天下谷,常德乃足,复归于朴。

朴散为器,圣人用之则为官长,故大制不割。

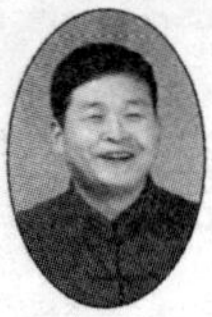

随笔：冬令营分享——借术学道

冻伤

特点：人体在低温环境中如果停留时间过长，又缺乏必备的防寒措施，会引起局部血脉凝滞、皮肤肌肉损伤等疾患，多发生于手足、鼻、耳郭、面颊等处，受伤的部位呈现苍白、冰冷、疼痛、麻木等症状。

预防：防止冻伤，就要做好充分的保暖准备，出门要穿戴好手套、保暖的鞋袜、帽子、围巾等。

应对：

1. 首先转移到温暖环境，穿衣保暖；

2. 用布料包裹热水袋放在腋下、腹股沟处迅速升温；

3. 有条件的可以将冻伤部分在35摄氏度左右的温水中进行浸泡；

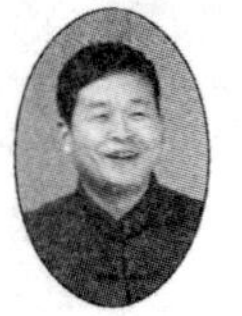

4. 切忌采取烤火、用力摩擦等方式升温,容易损伤皮肤组织。

冻疮的治疗:

冻疮是由寒冷引起的一种局限性瘀血性皮肤病,又称冻风。本病多见儿童、妇女及末梢血液循环不良者。经常在寒冷环境工作的人员也容易患本病。

冻疮的症状:

典型皮损为局限性指盖、蚕豆大小,暗紫红色隆起水肿性斑块或硬结,境界不清,边缘鲜红色,中央青紫色,表面紧张光亮,触之冰凉,压之褪色,去压后恢复较慢。

重者肿胀加剧,表面可形成水疱,内含淡黄色或血性浆液,疱破后可形成糜烂或溃疡,多对称发生于四肢远端,以手指、手背、足缘、足跟、面颊、耳郭等处多见,亦可单侧发生。

雪盲

特点:积雪对阳光有很强的反射率,在雪地中,

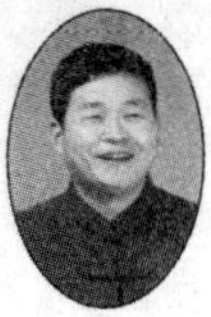

人们在看向雪面时，容易产生眼花、眼睛红肿、畏光、流泪等症状。

预防：在雪地行走，要有相应的护眼措施，例如戴上太阳镜或护目镜。

应对：

1. 用冷开水或眼药水清洗眼睛，可局部涂眼药膏止痛；

2. 随后用干净的手帕、纱布等敷住眼睛，其间不要勉强用眼，直到眼部的刺激症状完全消失。

保健（脚踝扭伤特效穴——小节穴）

部位：在大拇指本节掌骨旁（在肺经上）黑白肉际上，握拳（大拇指内缩）。

主治：可治踝痛、踝扭伤，也可以治颈痛、肩痛、背痛、腰痛、坐骨神经痛、胸痛、胃痛、慢性腹泻、腕肘痛。

取穴方法：取穴时，宜四只手指轻轻握住内缩之大拇指，掌面斜朝上，此时第一掌骨外上髁与拇指第

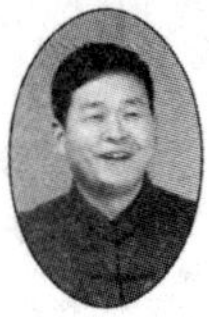

一节外下髁交界处可摸出一凹处,此处即为小节穴。这时再想象整个大鱼际如一鸡蛋形,自穴点向鸡蛋中心之蛋黄方向针入,针入处约在拇指展肌与拇短屈肌之间。

手术:针深1~1.5寸。

随笔:冬令营分享——薪火传承

参加冬令营的小朋友很多身体欠佳,脾胃不好,抵抗力弱,稍稍受寒即发烧感冒,这次冬令营特意分享了妙招:咳嗽食疗方。

咳嗽食疗方:白萝卜 100 克,生姜 25 克,红糖 50 克。

上三味,白萝卜和生姜切成丝,先煮 15 分钟,然后加红糖融化,过滤后即可服用。

上述剂量为服用一天的量,可以分三次服用,病情严重者,可以适当加大剂量。

组方太简单了,有些不太相信啊！是的,确实是很简单,此方来源于民间,经临床实践,疗效确切,组方合理,故在此冬令营上推广。

萝卜能够顺气化痰,消食丌胃,以降为主。

生姜能够解表散寒,温胃止呕,能升能降。

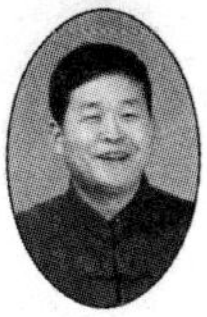

红糖能温胃和中，其色赤入心，能补充心脏的力量；因能快速补充体力、增加活力，所以又被称为“东方的巧克力”。

虽然只是三味食材，却能调节心肺胃三脏，使外寒得解，内热得清，气顺痰消，正气恢复。当老乡贡献此方时，我当时心头一惊，如此精妙之搭配，自当有神妙之功啊，果不其然！

如果想增强其疗效，可以在小雪之日，购得萝卜，放置户外，让冬天的冷风和雪雨吹打，历时两月，至立春之日，洗净，切片，晒干。此萝卜经风霜雪雨的锤炼，已无分毫辛苦之味，顺气化痰消食之力倍增，用此入药，妙不可言。

大家也可以参考张锡纯对莱菔（即萝卜）炮制方法的研究和探索。

《本草纲目》记载：生姜 250 克，绞汁，红糖 150 克。温肺止咳、温中止呕，红糖温胃和中。用于肺寒咳嗽，呕逆少食，肺胃不和。

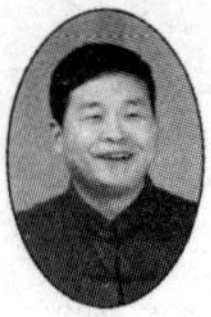

随笔：冬令营分享——早早开窍

这次冬令营是借助建设中医村，帮助小中医成长起来，让他们感受天地的变化，感受一草一木的神奇。借助这些象，让他们慢慢学会向内求，增长智慧，而不仅仅只是学知识。这个设计能够实现吗？通过我们一步步诱导，很多小孩变化很大。

因大雪原因，中医村的雪还未完全融化，原计划种植麦冬，我们临时改为种植枣树和石菖蒲，石菖蒲有开窍醒神之功，借此二物，愿这些小孩早早开窍，增长智慧。每个小孩背着一个竹筐，里面装有药锄和石菖蒲，枣树树苗由成人扛着，70多人的队伍，浩浩荡荡，一步步迈向中医村。

再大的雪，再滑的路，都阻止不了大家建设中医村的勇气和信心。每个家庭分到树苗，然后在指定的地方开始挖土，虽然土壤还有些潮湿，但不妨碍种

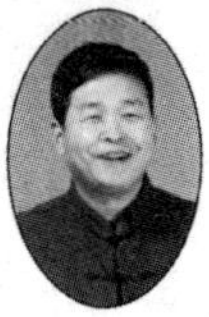

枣树,邻居的大爷说,枣树很容易成活,三年就能挂果。

这个地方荒芜太久了,但我们的心,可以将其恢复到往日的繁荣。用心来改变,一切皆有可能。药锄配上工兵铲,大家干得火热。三年就可以挂果,真的吗?我们期待三年后的状况。

栽完树,我们给每棵树挂上一个标签,最终将会挂上牌,写上种植者的姓名,希望这些小树和种植树的小朋友一起茁壮成长。中医村在山顶,但这里四季不缺水,稻田永远有水。

大家在沟渠边上,种下中医村的第一株石菖蒲,从此以后,这里将会有越来越多的石菖蒲了。看着这些绿油油的石菖蒲,便看到了希望。种子已经种下,实现梦想还会远吗?

过完春节,这里将又是一番什么样的景象呢?希望这里能够成为中医学子的摇篮,大家一同来见证:我们想做而又做得了的事情。在此次冬令营上,我们分享了桂枝酒的制作方法,以及注意事项。

配方:50 克桂枝,250 克烧酒(最好 50 度以上)。

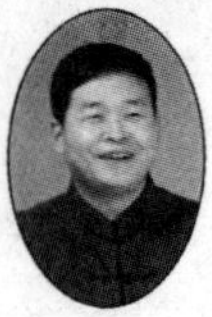

制法：放在一起，泡 3 个小时，就可以服用了，一次一小杯。

功效：活血温经，散寒止痛。

适应证：头部受寒后，出现头部畏风畏寒，凉痛。

效果：5 分钟就可以起效。

如果平时保健使用，50 克桂枝可以泡 500 克酒，泡一天以上就可以服用。如果口感欠佳，500 克酒可以加蜂蜜 50 克，则口感很好。

外出受寒，觉得周身关节和肌肉不适，及时喝上一杯桂枝酒，就可以立即缓解症状。

本人亲自服用过多次，疗效确切，服完后全身发热，表证轻松解决。

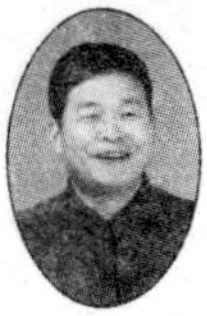

随笔:冬令营分享——学会感恩

这次的冬令营,我们请刘志宏老师教大家足底反射疗法,介绍了几种常见病的治法,当晚所有小孩给爸爸妈妈洗脚,按摩脚底部。

爸爸妈妈辛苦了,让我给您放松一下,顺便看看哪里不舒服。

学完足疗,再学习太极周天灸。

孩子们给爸爸妈妈做艾灸,借艾来传递对父母的爱。

这是孩子们的第一次,也将是一个美好的开始。

在冬令营的最后两天,我们带领大家采金荞麦,挖葛根。

抱着自己挖的大大的葛根,内心无比激动。

既然大家都喜欢大的葛根,我们做人也是一样的,内在的充实和强大,才是真正强大。

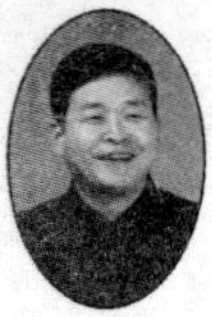

看过《一个传统中医的成长历程》的人，都知道我当时挖葛根的经历，如今带领这些小孩一道采挖，也算是中医的传程。

小朋友挖了一大坨金荞麦，大家齐声惊呼，这么多啊！

要知道全国各地的朋友，可是一株难求啊！

组织大家挖药，同时宣讲金荞麦计划的意义所在：在儿童肺部感染的时候，用金荞麦蒸水喝，效果显著。

我们很快乐，不是因为收获有多大，是我们学到了助人为乐！

因为你快乐，所以我也很快乐。

学习结束了，给每个同学颁发奖品，每人送一本《一个传统中医的成长历程》，希望这些小孩都能茁壮成长，成为中医的后起之秀。

最后送每个小朋友一个布施袋，里面装上了精心准备的10元硬币，嘱咐小朋友们回家后，用这10元钱去帮助身边需要帮助的人，助人为乐从布施开始。

分享你的喜悦，帮助身边需要帮助的人。

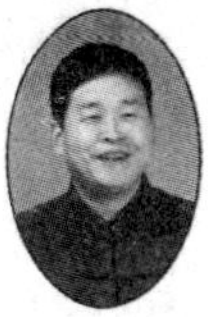

随笔:不后悔

如果你活在五维空间,如果时光可以任意倒流,如果一切都可以从头再来,结局又将如何?

如果你记得上次的过程和结局,这一次你可能避免犯同样的错误,也许你可以改写游戏的结局。

假如……假如每次从头开始,你上次的记忆都将抹掉,你能保证不犯同样的错误?重新开始,一定会改变结局?

换了一个场景,换了一身行头,就可以改变结局?

就如同考驾照时练习倒车入库,如果从心里不进行总结和提升,每次都会犯同样的错误,就算重新再来十遍,一百遍,依然无法入库。

人生其实就像一棵树,从第一个树杈开始,你就有自己的选择,人生就是一个无数次选择的过程,经

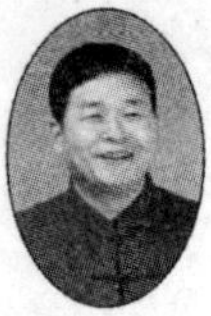

历无数次的选择,最终到达终点。

最后发现,大多数人的结局看似不同,其实都差不多。

所有选择的路口,从另外一个角度来看,都是一次提醒,提醒这条路该以什么样的心态来走。

既然,咸有咸的味道,淡有淡的滋味,又何必执着合不合自己的口味?

我们可能已经玩了无数次相同的人生,为什么这一次不改变一下? 不要再期望于下一次,从当下开始改变,改变自己的内心世界,一切美好的都在当下,你的心中。

不后悔! 全然接受! 从一点一滴开始努力,慢慢地都会改变。

表面上虽然看起来还是一样,但你自己知道:都在改变!

明天开始正式上班,送给所有心有郁结的朋友。

2018,属于每一个人!

2018.02.22

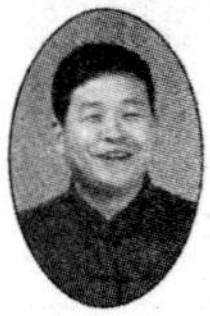

随笔：一滴水的感慨

在久远久远的年代，
我从云中来，
降落在这片神奇的土地。

一同前来的还有很多同伴，
它们有的落到深山，
变成一汪清泉；
有的被人加工成美酒，
装在精美的瓶中。

有的进入玫瑰花的体内，
和花香一起，变成芬芳的精油；
有的落入大粪池中，
和大粪相伴，

整天臭气熏天……

变成美酒的，被展示在精美的柜台，
来来往往的人看着标签，
投来羡慕的目光；
变成精油的，装在精美的香水瓶，
不时散发出迷人的芬芳；
落到大粪里的，
见到最多的是厌恶的眼神，
还有逃离的脚步……

其实我们只是一滴水，
美酒、花香与粪臭，
和我们没有丝毫关系。
水的本质是 H_2O，
无论落入山泉，还是小溪，
无论落入长江，还是黄河，
水的本质依旧是水……

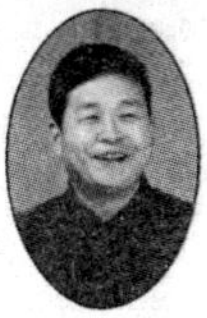

往往因为我们附带了太多其他成分，
容易迷惑众人的眼睛，
同时自己也迷失了方向，
真的以为自己就是酒、是花、是粪……

其实只要放到太阳下晒一晒，
脱掉不属于自己的附属品，
随时、随处、随地，
都可以变为云，
一片自由的云！

2018.03.20

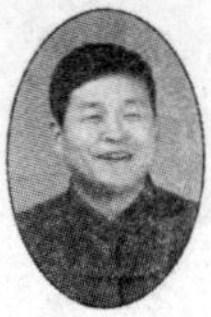

随笔:格局

几年前,任之堂请李德恒老师给大家上传统文化课,在课上李老师谈到格局,原话记不清了,大意是:

如果你心中只有你自己,你就只能做光棍,因为你没有别人;

如果你心中能容得下另外一个人,你就可以拥有妻子;

如果你的心中能容下第三个人,你的宝贝就会幸福地到来;

如果你的心怀能够照顾一批人,你就可以成为一个企业的老总,带领大家过上幸福的生活;

如果你的心怀能够装下一个国家,能够情系一个国家的百姓,你就是国家领导人。

这段话与传统文化的修身、齐家、治国、平天下,

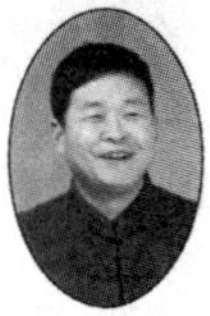

说的意思差不多,我们只有将自己的格局放大了,才能撑起一片蓝天。

这些年见过不少特殊的患者,他们经过奋斗后,手中资产不少,衣食无忧,就算每天啥事不干,也可以过得不错,但正因为生活没有了奋斗目标,觉得活着没意思了,除了吃喝、打麻将和收钱,每天的日子单调重复,觉得越活越没意思。

其实这是自己的格局太小了,因为心中格局只有自己这个小家庭,当这个小家庭所有需求满足之后,人生的路,就没有了方向,不知道如何奋斗了。

人生的奋斗目标是什么?在不同的时期和不同的阶段,是不一样的,但无论什么时候,一定要将目标定得更远一些,更宏大一些,因为这样你的格局就会大一些,当你的人生格局大一些的时候,你就不会被眼前的小沟小坎给困住,因为你相信这都不是事。

名医张锡纯《医学衷中参西录》自序有一段:

人生有大愿力,而后有大建树。一介寒儒,伏处草茅,无所谓建树也,而其愿力固不可没也。老安友信少怀,孔子之愿力也;当令一切众生皆成佛,如来之愿力也。医虽小道,实济世活人之一端。故学医者,为身家温饱计则愿力小,为济世活人计则愿力大。而此愿力之在锡纯,又非仅一身之愿力,实乃祖训斯绍也。锡纯原籍山东诸城,自前明迁居直隶盐山边务里,累世业儒。先祖友三公缵修家乘,垂训来兹,谓凡后世子孙,读书之外,可以学医。盖即范文正公"不为良相,必为良医"之意也。

放大自己的格局,树立伟大的理想,明确目标,勇往直前!

放大格局,做一个有梦想的幸福人!

2018.04.05